HANF & CBD - Der Ratgeber

Wie Sie jetzt das Heilmittel gegen Schmerzen und Krankheiten einsetzen können

---

Alles Wissenswerte über:

- Wirkungsweise • CBD-Öle • Alternativmedizin
- Erfahrungsberichte, • Bezugsquellen
- Krankenkassen-Kostenübernahme
- Cannabis-Ausweis, uvm.

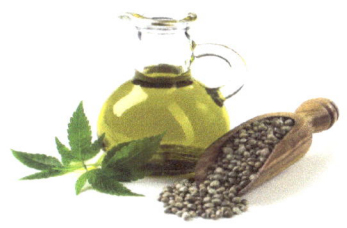

www.hanf-buch.de - mb-bookline VERLAG
MICHAEL BECHERLE

Inhaltsverzeichnis:

HANF & CBD - Der Ratgeber..................................1
   Wie Sie jetzt das Heilmittel gegen Schmerzen & Krankheiten einsetzen können................................1
   Ziel dieses Buches..9
   Zusätzliches Material, Updates und Support..............9
   Book-Update & Leser-Feedback 9
   BONUS einlösen..10

Der größte Online-Kongress im deutschsprachigen Raum zum Thema medizinisches Cannabis & Cannabidiol 11
   Lernen Sie alles über medizinisches Cannabis und wie es Ihren Alltag bereichern kann................11

Was ist HANF / CBD? – Wissenswertes und Grundsätzliches..12
   Was ist der Unterschied zwischen Hanf, Cannabis, Marihuana und Haschisch?....................................13

Ist HANF / CBD legal? 15
   Rechtliche Grundlagen in Deutschland, Österreich, Schweiz..15
   Grenzwerte für THC bei Nutzhanf in EU-Ländern.17
   Gehalt und Produktklassifizierung von THC 17
   Was besagt dieses Gesetz? 18

Wie erkennt man die Unterschiede zwischen weiblichen oder männlichen Hanf-pflanzen? 20

    Weibliche Hanf-Pflanzen 20

    Wie erkennt man weibliche Cannabis-Pflanzen? .. 20

    Männliche Hanf-Pflanzen 21

    Wie erkennt man männliche Cannabis-Pflanzen? 22

    Ausrüstung für Indoor & Outdoor Hanf Anbau 23

Übersicht der wichtigsten Cannabinoide aus der Hanfpflanze 24

    Was sind Cannabinoide? 24

CBD - CANNABIDIOL 27

    Was sind Cannabinoid-Rezeptoren CB1 & CB2? . 29

Wie ist die WIRKUNGSWEISE bei CBD? 31

    Vielseitige CBD-Wirkung bei Migräne, Kopfschmerzen, Schlaflosigkeit, Angst, Depression, Krebs 31

Worin unterscheiden sich CBD und CBDa? 32

    Welche Details und Unterschiede gibt es bei CBD und CBDa? 33

    CBD und CBDa im Vergleich 33

    Mehr CBD dank des CBDa 34

    CBDa - Wirkungsweise im Körper 35

    Weitere Wirkungsweisen von CBDa 36

Vergleich und Wirkungsweise - THCa & CBDa 38

    THCa und CBDa – medizinische Vorteile 39

THC und CBD Vergleich – Was ist berauschend?40

Was ist der Unterschied zwischen THC & CBD? .41

    Was ist CBD speziell? 41

    Was ist THC speziell? 41

    Warum macht nur THC psychoaktiv? 43

    Angstzustände 43

    Rechtlicher Standpunkt bei THC 44

Worin bestehen Unterschiede bei Vollspektrum Produkten und Isolaten? 45

Was sind CBD Isolate? 47

    Die Nachteile von CBD Isolat 48

    Fazit zu Vollspektrum CBD und Isolat 48

Wie wird generell CBD-Öl eingenommen? 50

    CBD als CBD-Öl Tropfen einnehmen 51

    Nebenwirkungen von CBD 53

    Wichtig: Auch hier macht den Unterschied die korrekte Dosis aus. 54

    Einfluss auf die Wirkung von Medikamenten 55

    CBD Dosierung 57

    CBD in Kapselform 58

Kriterien für hochqualitatives CBD-Öl 59

    1. Achten Sie auf wahrheitsgemäße Vollspektrum-Öle 59

    2. Achten Sie auf die Farbe 60

    3. Vermeiden Sie Isolate 60

    4. Achten Sie auf das Trägeröl 61

Cannabisblüten - Indikationen 64

    Cannabisblüten - Sorten 64

    Einsatzmöglichkeiten von Cannabis und THC 66

    Kosten & Kostenübernahme von Cannabisblüten 69

    Selbstanbau von Cannabis 69

    Cannabis aus den Niederlanden 70

Wie wirken Hanftee und Hanfblüten? 71

    Positive Wirkung von Hanftee auf die Gesundheit 73

Hanf als Lebensmittel 74

Terpene - Was ist das? 76

    Terpene - die 3 wichtigsten Arten 77

    Terpene und die Kombination mit Cannabinoiden 79

    Terpene - Wirkung und therapeutische Erfolge 79

CBG - ein weiterer spezieller Baustein 81

    CBG vs CBD - die Unterschiede 82

    CBG - Wirkung und Anwendung 83

    Cannabigerol gegen Schuppenflechte 85

Was ist der Entourage-Effekt? 87

    Hanf Natursaft und Hanf Püree 88

Hanftee-Rezepte – Fett ist der Schlüssel 91

CBD-Blüten und Aromen 92

CBD für Tiere 94

    Welche Funktionsweise hat CBD bei Tieren 94

CBD-Öl für Tiere – Wirkung und Nebenwirkungen für Haustiere 97

Bei welchen Beschwerden hilft CBD-Öl für Hunde, Katzen und Pferde 98

Alternative für Ihr Haustier – Bio-Hanfsamen Öl ... 99

Für Haustiere ist CBD-Öl kein Allheilmittel 100

Welche Nebenwirkungen von CBD-Öl treten auf bei Hunden, Katzen, Pferden? 100

Wie erfolgen Dosierung und Anwendung des CBD-Öls für Tiere 101

Dosierungsbeispiel 102

CBD Kosmetik 103

Im Kosmetikbereich, was bewirkt die äußerliche Anwendung 103

Herstellung von CBD-Salben & Hanfpflege Artikeln, was muss beim Kauf beachtet werden 103

Wie wendet man CBD an und bei welchen Problemen hilft es? 104

Für wen ist CBD Kosmetik geeignet 105

Nie wieder Ein- und Tiefschlafprobleme 109

CBD Tropfen und ihre Wirkung 109

Schlafstörungen – wodurch werden sie verursacht? 111

Selbstmedikation, Gefahren & Nebenwirkungen 111

Neben Baldrian & Co. sind CBD Tropfen eine natürliche Alternative 112

Wirkungsweise: CBD Tropfen auf den Schlaf – sind Tiefschlafphasen wichtig? 112

Einschlafen - durchschlafen und mit CBD erholt in den Tag 113

Wer darf CBD einnehmen und ab wann tritt die Wirkung ein? 114

Abnehmen mit CBD-Produkten - Hanfproteine .. 115

Mit Hanf abnehmen: 4 Effekte für eine schlanke Figur 115

Welche Stoffe helfen beim Abnehmen mit Hanf? 116

Low-Carb Hanfbrot ganz ohne Weizenmehl 120

Hanfmehl selbst herstellen 121

Wie kann mit Hanf abgenommen werden? 121

Cannabinoid-Behandlung bei Kopfschmerzen .. 123

Wirkung von Cannabinoiden bei der Behandlung von Kopfschmerzen 124

ERFAHRUNGSBERICHTE mit CBD 126

CBD gegen **Rheumabeschwerden** 127

CBD gegen **Augenkrankheiten** 127

CBD gegen **Schmerzbehandlung** 128

CBD gegen **Depressionen & Stimmungsschwankungen** 129

CBD gegen **Chronische Gelenkschmerzen** 129

CBD gegen **Hirntumor** 130

CBD gegen **PMS (Prämenstruelles Syndrom)** . 131

- CBD gegen **Nervenschmerzen** ... 131

Verordnungshilfe für Ärzte & Patienten ... 133

Cannabis auf Rezept - so kann es klappen! ... 134

Wie kann ich eine Kostenübernahme bei der Krankenkasse beantragen? ... 135

- Kostenloser Download "Musterschreiben Kostenübernahme Krankenkasse" ... 137

Was tun, wenn die Krankenkasse die Übernahme der Kosten abgelehnt hat? ... 139

Widerspruch zur (befristeten) Kostenübernahme von Cannabinoiden ... 141

- Kostenloser Download "Musterschreiben Widerspruch Kostenübernahme" ... 141

Hier bekommen Sie einen Cannabis-Ausweis ... 143

- Cannabis-Ausweis zum selber Ausdrucken ... 146

Cannabis & Fahrerlaubnis ... 148

- Teilnahme am Straßenverkehr unter Cannabiseinfluss ... 148
- Stellungnahme vom deutschen Bundestag ... 149

Studien-Sammlungen und Quellennachweise ... 150

Haftungsausschluss und allgemeiner Hinweis zu medizinischen Themen ... 152

Impressum & Copyright © 2019 ... 153

Ziel dieses Buches

Sie erhalten mit diesem Buch einen aufschlussreichen Ratgeber in einfacher und verständlicher Sprache, mit dessen Hilfe Sie ein umfangreiches Wissen und Nachschlagewerk besitzen, um rund in den Themenbereichen von Hanf und CBD informiert zu sein.

Zusätzliches Material, Updates und Support

Basierend auf unseren Erfahrungen haben wir mehrere Downloads (z.B. Word-Formate und PDF-Formate) für Sie zur Verfügung gestellt. Diese Vorlagen können Sie völlig kostenlos herunterladen und frei verwenden, wodurch Sie viel Zeit sparen.

Book-Update & Leser-Feedback

Dieser Ratgeber wird fortwährend und basierend auf Leser-Feedbacks und -tipps sowie unseren eigenen Erfahrungen ergänzt und erweitert. In bestimmten Rhythmen erscheinen weitere Neuauflagen, die Sie erwerben können. Über die Verkaufsplattformen, auf der Sie den Ratgeber erworben haben, werden Sie automatisch über diverse Updates informiert.

Wir haben nach besten Wissen und Gewissen unsere Recherchen zu diesem Thema durchgeführt. Sollte doch mal der ein oder andere Themenpunkt ergänzt, verbessert oder korrigiert werden, sind wir Ihnen sehr dankbar, wenn Sie uns eine eMail mit Ihrem Feedback an feedback@hanf-buch.de schicken würden. Herzlichen Dank im Voraus.

BONUS einlösen

Hier bekommen Sie **zusätzlich kostenloses Expertenwissen** mit Live-Interviews (Videos) über aktuelle Hanf- & CBD-Themen gemäß den Inhalten dieses Buches.

Nach Eingabe dieser Internetadresse in Ihren Browser www.hanf-buch.de/BONUS erhalten Sie alle **Bonus- Vergünstigungen gratis** mit vielen **kostenlosen Zusatzinformationen**.

> **Der größte Online-Kongress im deutschsprachigen Raum zum Thema medizinisches Cannabis & Cannabidiol.**
> Lernen Sie alles über medizinisches Cannabis und wie es Ihren Alltag bereichern kann.

Unterstützt wird dieser Online-Kongress u.a. vom Deutschen Hanfverband (DHV) in Berlin

- Exklusives Wissen aus HANF & Cannabidiol von über 15 Experten
- Bequeme Online-Teilnahme am PC oder Smartphone
- Geballtes Wissen zum ersten Mal im deutschsprachigen Raum
- Bereits jetzt über 10.000 Kongress Teilnehmer
- Kostenlose Anmeldung unter:

  www.hanf-buch.de/BONUS

In dieser exklusiven Online-Konferenz erfahren Sie u. a.:

Cannabis Grundlagenwissen

Durch Live-Interviews von Top-Experten erfahren Sie unter anderem, welches unglaubliche Potential in der Kultur- und Heilpflanze Cannabis steckt, wie der aktuelle Stand in der Cannabis Forschung ist und warum derzeit ein Wandel in der Wahrnehmung von Cannabis in der Gesellschaft stattfindet.

Der Cannabis Inhaltsstoff CBD (Cannabidiol) + Anwendungsbereiche

CBD wird mit einer Vielzahl an positiven Wirkmechanismen in Verbindung gebracht, laut des Deutschen Hanfverbands wirkt CBD u.a. entkrampfend im Körper. Bei all den positiven Eigenschaften, die mit dem Pflanzenextrakt in Verbindung gebracht werden, hat er einen großen Vorteil: CBD hat keine berauschende, psychische Wirkung und ist als Nahrungsergänzungsmittel vollkommen legal im Handel erhältlich.

Die besten Methoden, um Cannabis zeitgemäß zu konsumieren

Die Top-Experten zeigen Ihnen die innovativsten und neuesten Möglichkeiten, Cannabis zeitgemäß zu konsumieren.

Rechtliches Wissen rund um das Thema Cannabis

Die teilnehmenden Rechtsexperten und Juristen geben ein umfangreiches Update zu vielen rechtlichen Fragen rund um das Thema Cannabis.

Was ist HANF / CBD? – Wissenswertes und Grundsätzliches

Was ist der Unterschied zwischen Hanf, Cannabis, Marihuana und Haschisch?

Hanf ist eine der ältesten Kulturpflanzen der Welt und kann sehr vielseitig genutzt werden. Jahrhundertelang gehörte sie zu den meist gehandelten Waren der Welt, bis sie Anfang des 20. Jahrhunderts im Zuge der Hanfprohibition verboten wurde.

Die Pflanze mit dem charakteristischen Aussehen wird mittlerweile nicht mehr nur gerne in geselliger Runde verqualmt, sondern auch vermehrt wegen ihrer gesundheitlichen Vorzüge hochgeschätzt. Dabei steht die medizinische Wirkungskraft dieser Pflanze im Vordergrund. Es ist noch nicht allzu lang her, dass das Interesse der Hanf-Pflanze auch der Wissenschaft und Forschung zur Heilung von schwerwiegenden Krankheiten galt.

Cannabis ist eigentlich das lateinische Wort für Hanf und wird als Zier- und Nutzpflanze angebaut. In Deutschland und vielen anderen Ländern wird der Begriff Cannabis allerdings oft umfassend für

Hanfpflanzen und THC-haltige Produkte der Pflanze genutzt.

Als Marihuana oder Gras bezeichnet man die getrockneten Blüten der weiblichen Hanfpflanze. An Drüsenhaaren auf diesen Blüten sitzt das "Harz" der Pflanze, mit seinen hohen Konzentrationen von THC, CBD und anderen Cannabinoiden. Marihuana ist je nach Qualität, Herkunft, Anbaumethode und Trocknungsgrad üblicherweise grün bis bräunlich, teilweise auch weiß oder leicht lila.

Haschisch ist das gesammelte und meist gepresste "Harz" der Hanfpflanze. Es kann nicht nur aus den Blüten, sondern auch aus mit Harzen besetzten Blättern gewonnen werden. Je nach Qualität und Herstellungsmethode schwankt seine Farbe von hellem grau-braun bis zu mattem schwarz.

Ist HANF / CBD legal?

Rechtliche Grundlagen in Deutschland, Österreich, Schweiz

Wer CBD-Produkte erwirbt, sollte sich vor dem Kauf die Frage der Legalität stellen. Alle geprüften Bezugsquellen dieses Buches sind zum Zeitpunkt der Erstellung absolut legal, da diese Produkte keinen Verstoß gegen das Betäubungsmittelgesetz darstellen (u.a. Nahrungsergänzungsmittel, die keinen oder max. einen THC-Gehalt von 0,2% aufweisen).

Immer größer werden der Nutzen und die Anerkennung von Cannabis Produkten für die Verwendung im medizinischen Bereich. Letztes Jahr (2018) veröffentlichte die Weltgesundheitsorganisation (WHO) einen Bericht, der besagte, dass bei vielen Krankheiten wie Diabetes, Krebs, Multiple Sklerose, Parkinson und sonstigen chronischen Schmerzen, CBD die Symptome lindern und es bei der Behandlung allgemein zu großen Erfolgen kommt.

Es ist völlig in Ordnung, wenn Sie sich nicht sicher sind, was die Rechtslage in Deutschland betrifft. Mit dieser Frage sind Sie nicht allein. Viele Anwender sind sich nicht sicher, was die Einnahme von CBD mit sich bringt.

Um nun die Frage zu beantworten:
Ja, in Deutschland, Österreich und in der Schweiz ist CBD ganz legal.

Man weiß, dass CBD gemeinsam mit THC und vielen anderen Inhaltsstoffen zur Gattung der Cannabinoide gehört. Man findet sie in Hanfpflanzen. Wie bereits erwähnt, ist CBD in oben genannten Ländern legal, anders hingegen sieht es bei THC aus. Das ist keinesfalls legal, Ausnahme macht nur die medizinische Verschreibung bzw. Verordnung in der Medizin bei schwierigen und schmerzvollen Krankheiten.

Man findet heute auf dem Markt viele verschiedene Produkte von CBD. Einerseits ist ein Minimum an THC enthalten, andererseits fast gar nichts. Somit stellt sich die Frage, wie viel THC ist legal.

Grenzwerte für THC bei Nutzhanf in EU-Ländern:

(Stand: 08/2019)

Slowakei	0,0%
Deutschland, Frankreich, Holland, Belgien, Bulgarien, Polen, Portugal, Großbritannien, Kroatien, Litauen, Zypern, Spanien, Griechenland, Ungarn, Irland, Dänemark, Finnland, Estland, Lettland, Malta, Rumänien, Slowenien	0,2%
Österreich, Tschechien, Luxemburg	0,3%
Italien	0,6%
Schweiz	1,0%

Gehalt und Produktklassifizierung von THC

Grundsatz: Produkte, wie Cremes, Salben oder Liquids, die weniger als 0,2%iges THC enthalten (in Deutschland), gelten als legale Kosmetikartikel. Ebenso sieht es bei Ölen und Pasten aus, das sind auch legale Nahrungsmittel. Liegt der THC Anteil unter 0,2% können diese Produkte **ohne besondere Genehmigung und frei** verkauft werden.

Im Gegensatz zu THC ist CBD keinesfalls psychoaktiv. Der Gedanke, dass man "high" wird, wenn man CBD einnimmt, stimmt nicht. Leidet man jedoch unter Psychosen und Angst, kann CBD bei bestimmten psychischen Erkrankungen schon helfen, den Zustand des Patienten zu lockern. THC kann sich sowohl negativ als auch positiv auswirken.

CBD ist aus rechtlicher Sicht kein Betäubungsmittel, deshalb fällt es nicht unter die entsprechenden Gesetze.

Was besagt dieses Gesetz?

Paragraf §2 (3) des deutschen Arzneimittelgesetzes besagt, dass CBD unter die Kategorie Nahrungsergänzungsmittel fällt. Hierzu gibt es ebenfalls eine EU-Richtlinie (2002/46/EG). Vielmehr ist die Verwendung ausdrücklich als Gegenstand einer Nahrungsergänzung vorgesehen und frei am Markt zu erwerben.

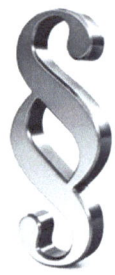

CBD ist deshalb ganz legal, sowohl als Kosmetikprodukt wie auch Nahrungsergänzungsmittel in Deutschland frei verkäuflich.

Genauso verhält es sich online. Produkte mit CBD können ohne Probleme im Internet angeboten und auch verkauft werden. Voraussetzung ist, dass der Käufer mindestens 18 Jahre alt ist.

Wird in Deutschland ein Produkt als Medikament zum Kauf angeboten (THC Gehalt mehr als 0,2%), fällt es unter die gesetzliche Apotheker- und Rezeptpflicht. In diesem Fall muss das CBD-Produkt ausschließlich von einem Arzt verschrieben werden und der Anwender dieses nur in einer Apotheke beziehen kann.

Des Weiteren gibt es in Deutschland eine gesetzliche Regelung, woher die CBD-Produkte stammen. Darin heißt es, dass in Deutschland nur jene CBD-Produkte zum Verkauf angeboten werden dürfen, die aus den zur Zeit 52 von der EU zertifizierten Hanfsorten für den Nutzanbau bestehen. Grund dafür ist der sehr niedrige THC-Anteil.

Wie erkennt man die Unterschiede zwischen weiblichen oder männlichen Hanfpflanzen?

Für Anfänger ist es oft schwierig, weibliche von männlichen Pflanzen zu unterscheiden. Es gibt viele Bilder und Fotografien, auf denen man die spezifischen Merkmale von weiblichen und männlichen Pflanzen erkennen kann.

Weibliche Hanf-Pflanzen

Nur weibliche Cannabis-Pflanzen sind in der Lage, Blütenköpfe zu bilden. Die weiblichen Cannabis-Pflanzen produzieren beträchtlich mehr aktive Substanzen wie THC, CBD und CBN als männliche Pflanzen.

Wie erkennt man eine weibliche Cannabis-Pflanze?

Am besten lässt sich das Geschlecht feststellen, indem man sich Blattachseln anschauen. Bei einer weiblichen Pflanze werden Sie ein Haar (Pistil =

Stempel), das aus einer kleinen Mulde (Calyx = Kelch) in der Blattachsel herauswächst, entdecken. Außerdem bemerkt man kleine Härchen an den Astspitzen, wenn sie zum ersten Mal blühen.

Diese werden sich letztendlich zu Kraut entwickeln.

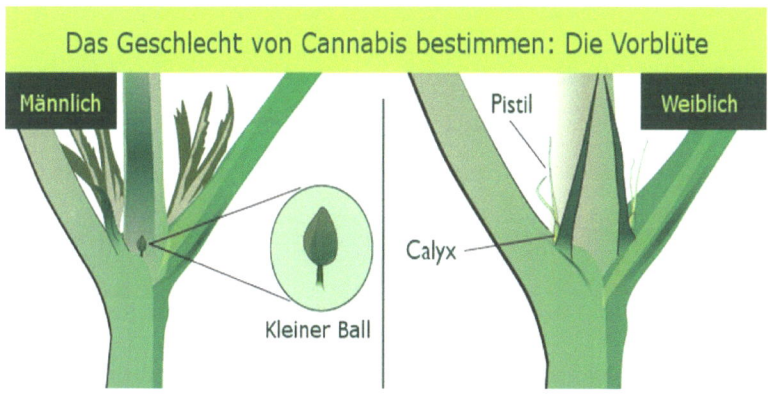

Männliche Hanf-Pflanzen

Die männlichen Cannabis-Pflanzen produzieren keine Blüten, enthalten wenig THC und können sogar die Produktion von THC in weiblichen Cannabis-Pflanzen beeinflussen.

Wie erkennt man männliche Cannabis-Pflanzen?

Ein männliche Cannabis-Pflanze erkennt man einfach an ihrem ungesunden Aussehen und der Tatsache, dass sie nur in die Höhe wächst und deshalb nur wenige Verzweigungen aufweist.

Die Pflanze ist dünn und hat wenig Blätter, ganz anders als die weibliche Pflanze. Sie können auch die Blattachsel der Pflanze prüfen. Kleine, runde Kugeln in der Blattachsel sind charakteristisch für eine männliche Pflanze.

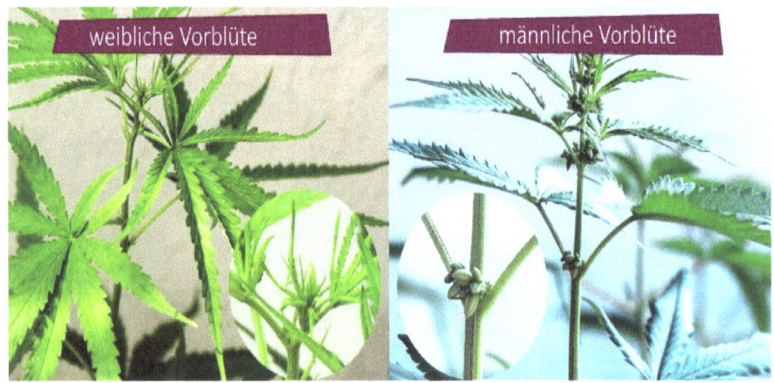

Ausrüstung für Indoor & Outdoor Hanf Anbau

Für eine genehmigte Aufzucht und Pflege von Hanfpflanzen bedarf es auch das nötige Equipment. Während Hanfpflanzen Outdoor (draußen) den richtigen Standort, gute Erde und eventuell Dünger brauchen, benötigt es für den Indoor Grow ausgewähltes Equipment.

In einem dieser Bereiche gibt es einen der ältesten Hanf-Anbieter in Österreich - **Bushdoctor.** Vor mehr als 20 Jahren eröffnete die erste Bushdoctor Filiale in Wien.

Heute zählt Bushdoctor mit einem Online-Shop und drei Filialen in Wien, Brunn und in der SCS Vösendorf einer zu den größten Hanfshops in Österreich. Hanffreunde finden eine große Auswahl an CBD- und Hanfprodukten, Hanfblüten, Verdampfern und Anzucht-Equipment.

In den Filialen kann man sogar in der sogenannten Vapo Lounge **kostenlos** die neuesten Vaporizer testen – angeleitet unter fachmännischer Beratung.

Mit einem Besuch auf der Website https://www.bushdoctor.at findet man hochqualitative und preiswerte Produkte, die viele Herzen höher schlagen lässt.

Übersicht der wichtigsten Cannabinoide aus der Hanfpflanze

Was sind Cannabinoide?

Ihnen ist sicherlich nicht entgangen, dass die Cannabispflanze eine beeindruckende medizinische Pflanze ist, sonst wären Sie nun nicht hier gelandet. Der Grund dafür sind die darin enthaltenen Cannabinoide. Cannabinoide ist eine Klasse von chemischen Verbindungen. Sie beeinflussen die Cannabinoid-Rezeptoren in Zellen des menschlichen und tierischen Körpers (mehr siehe CBD Öl für Tiere) und verändern dadurch Botenstoffe im Gehirn, die dann freigesetzt werden.

Es gibt mindestens 113 bereits isolierte Cannabinoide von der Hanfpflanze C. sativa, die verschiedene Wirkungen aufweisen. Die nachfolgende Cannabinoide-Übersicht gibt Ihnen Aufschluss über die möglichen Wirkungen der bekanntesten Cannabinoide.

Tetrahydrocannabinol (THC)
THC ist der wohl meist untersuchte Cannabinoid. Es ist der hauptsächlich rausch-bewirkende Inhaltsstoff der Hanfpflanze, weshalb es in Deutschland dem Betäubungsmittelgesetz unterliegt.

Cannabidiol (CBD)
CBD ist der haupt-nicht-rausch-bewirkende Bestandteil der Cannabispflanze. Es ist der zweit bekannteste Cannabinoid nach THC. CBD hat keine psychoaktive Wirkung. Zusammen mit THC kann ein Synergieeffekt entstehen. Seine Eigenschaften sollen genauso wie beim THC vielfältig sein.

Cannabidiolsäure (CBDa)
CBDa ist eines der primären Cannabinoide der Hanfpflanze. Es handelt sich um ein nicht-psychoaktives Cannabinoid, das die Vorstufe von CBD ist. Es kommt bei manchen Cannabissorten in den Blättern und Blüten vor.

Cannabichromen (CBC)
CBC ist das Cannabinoid, welches am dritthäufigsten in der Hanfpflanze enthalten ist. In manchen Stämmen kann es auch sein, dass der Wirkstoff CBC dominanter ist als CBD. CBC hat wie CBD keinen berauschenden Effekt.

Cannabinol (CBN)
CBN kommt in ganz jungen Cannabispflanzen nur sehr gering vor. Durch die Trocknung und Lagerung bei bestimmten Cannabis-Stämmen ist die CBN-Menge aber recht hoch. CBN hat eine berauschende Wirkung und ist ein Oxidationsprodukt von THC.

Cannabigerol (CBG)

CBG ist nicht psychoaktiv und unterliegt in Deutschland daher nicht dem Betäubungsmittelgesetz. Dieses Cannabinoid wird vor allem im jungen Wachstumsstadium der Cannabispflanze gefunden, wodurch es später nur schwer in großen Mengen vorhanden ist.

Tetrahydrocannabivarin (THCV)

THCV hat eine geringe psychoaktive Wirkung im Vergleich zu THC (ca. 20%) und soll jüngsten Forschungen nach einige negative Auswirkungen von THC abschwächen. So soll THCV:

- krampflösend,
- nervenschützend (neuroprotektiv),
- appetithemmend,
- stoffwechselanregend,
- fettreduzierend (hilft bei Übergewicht) und
- eine mögliche Hilfe für Diabetiker sein.

CBD - CANNABIDIOL

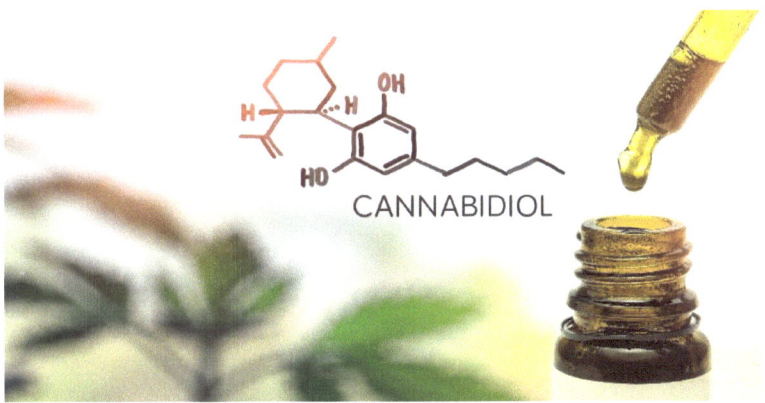

CBD (Cannabidiol) ist eine rein natürliche Verbindung. Der Wirkstoff (aus Nutzhanf) ist Phytocannabinoid, auf nicht-psychoaktiver Basis. Nutzhanf ist, seit Jahrtausenden, Basis der Heilkunde und bis heute Bestandteil der modernen Medizin.

1940 wurde der Wirkstoff entdeckt, einer von ca. 120 Cannabinoiden der Cannabispflanze, mit ca. 40 % des gesamten Pflanzenextraktes.

Bisherige Studien erfolgten bei Krankheitsbildern, wie chronischen Schmerzen, Störungen des Bewegungsapparates sowie Angst, Depressionen und Verhaltensauffälligkeiten.

CBD wirkt im Vergleich zu THC weder berauschend noch macht es abhängig. Aus medizinischer Sicht punktet CBD mit positiven, gesundheitsfördernden

Wirkungen in Bezug auf Schmerzlinderung, Heilung und Genesung.

In der modernen Medizin wird Cannabidiol bei vielen Krankheitsbildern eingesetzt. Es wirkt gegen Übelkeit, Entzündungen, Psychosen, Epilepsien und allgemeinen Schmerzen, zudem besitzt CBD eine entkrampfende Wirkung. Aktuell machen sich Ärzte auf der ganzen Welt diesen therapeutischen Vorteil zu nutzen, testen und bestätigen positive Ergebnisse.

Was sind Cannabinoid-Rezeptoren CB1 und CB2?

Die CB1 und CB2 Cannabinoid-Rezeptoren interagieren mit Cannabidiol agonistisch. Cannabidiol entfaltet seine Wirkung als Antagonist am G-Protein angehängtem GPR55 Rezeptor. Die Wirkung von Cannabinoiden reicht jedoch weit über die CB1- und CB2-Rezeptoren hinaus; dieser kürzlich entdeckter Rezeptor GPR55 könnte eine wichtige Rolle bei der Beeinflussung des Körpers durch Cannabinoide spielen.

Man nennt ihn mittlerweile sogar den "dritten Cannabinoid-Rezeptor". Die Einnahme erfolgt in Form eines Mundsprays, als Tropfen oder durch das Inhalieren von Cannabis-Rauch. Als Öl eingenommen ist CBD fast ein reiner Hauptwirkstoff. Bei Zimmertemperatur ist Cannabidiol kristallin und farblos, zudem nicht wasserlöslich.

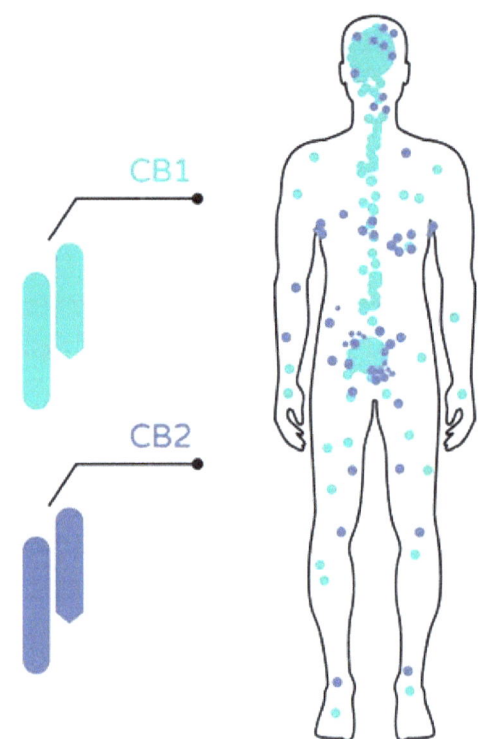

Cannabinoidrezeptoren (CB1, CB2) befinden sich auf Zelloberflächen im ganzen Körper.

Wie ist die WIRKUNGSWEISE bei CBD?

Vielseitige CBD-Wirkung bei Migräne, Kopfschmerzen, Schlaflosigkeit, Angst, Depression, Krebs

CBD gilt als reichhaltigster Inhaltsstoff der Hanfpflanzen. Es wirkt sehr vielseitig und hat ein immenses Wirkungsspektrum. Grund ist, dass CBD mit dem Endocannabinoid-System auf Interaktion steht, dem körpereigenen Nervensystem, welches sich im gesamten Körper ausdehnt. CBD hilft daher genauso effizient bei kleinen Krankheiten wie bei großen Beschwerden.

- Viele Menschen nehmen CBD ein, wenn sie Kopfschmerzen haben oder sich einen besseren und tieferen Schlaf wünschen
- Bei Angst und Depressionen, auch bei chronischen Schmerzen greifen Patienten ebenso zu CBD da sich schnell eine Linderung der Schmerzen einstellt
- Zudem kann CBD Linderung bei Krebs herbeirufen, ebenso bei Fibromyalgie

Studien testen im Moment sehr erfolgreich, das CBD in vielen Fällen das Wachstum von Tumoren hemmen könnte. Aktuell hilft es vielen Patienten die schlimmen Nebenwirkungen einer Chemotherapie zu lindern.

Worin unterscheiden sich CBD und CBDa?

In natürlichen CBD-Produkten ist der CBD-Gehalt immer als Verhältnis von CBD zu CBDa zu verstehen. Das reine unverfälschte CBD findet man nur in Isolaten, die auf chemische Weise bearbeitet wurden. Die Cannabidiol-Säure, kurz CBDa, ist eines der primären Cannabinoide der Hanfpflanze.

Darunter versteht man ein nicht-psychoaktives Cannabinoid, welches als Vorreiter des CBD zu verstehen ist. Bei einigen Cannabis-Sorten findet man es in den Blüten und Blättern der Pflanze. CBDa gilt als Hauptbestandteil in der medizinischen Anwendung von Cannabis, seiner facettenreichen Therapie-Anwendungen. Mit CBDa ist der Körper in der Lage, die doppelte Menge an CBD aufzunehmen.

Welche Details und Unterschiede gibt es bei CBD und CBDa?

CBD und CBDa im Vergleich

Viele Cannabissorten beinhalten THCA, das dominierende, maßgebliche Cannabinoid – nicht beim Cannabis sativa L-, dem Nutzhanf, wovon fast alle CBD Produkte produziert werden.

Nachdem CBDa die Decarboxylierung durchlaufen hat, ist das „A", welches für die Cannabidiol-Säure steht, weg. Zurück bleibt reines CBD.

CBD
CANNABIDIOL

CBDA
CANNABIDIOL SÄURE

Zu beachten gilt, dass die Decarboxylierung auf schonende Art und Weise durchgeführt wird. Bei zu schnellem Erhitzen oder extremer Temperatur werden hochwertige Inhaltsstoffe, wie sekundäre Pflanzenstoffe in Form von Flavonoiden, vernichtet.

Die Decarboxylierung ist ein Vorgang, wo Wasserstoff und Kohlendioxid des CBDa herausgefiltert werden und die Umwandlung in CBD erfolgt. Auf natürlichem Weg geschieht dies, sofern die Pflanze durch zu viel Sonnenlicht und extremer Hitzeeinwirkung altert. Dieser Prozess wird jedoch auch öfter durch hohe Hitzeeinwirkung von Cannabis angekurbelt, sofern bestimmte Cannabis Sorten mit höherem CBD Anteil zur Verarbeitung kommen oder geraucht werden.
Da sich CBDa und CBD in ihrer Struktur sehr ähneln, sind die Auswirkungen der Therapien relativ gleich, doch zwischen den Molekülen gibt es einige Unterschiede. Maßgeblich ist der Umfang in welchem beide Cannabinoide erforscht und analysiert werden.

Mehr CBD dank des CBDa

Es ist noch nicht zu lange her, als die Wirkungsweise von CBDa bekannt wurde, viele CBD Nutzer waren darüber mehr als erfreut. Es wurde herausgefunden, dass der Organismus, sofern CBDa vorhanden war, fast die doppelte Menge an CBD empfangen kann. Davon ausgehend wird die Bioverfügbarkeit von CBD um das 2-Fache durch CBDa erhöht.

In sämtlichen Produkten, die zu CBD auch CBDa beinhalten, ist von einer höheren CBD-Aufnahme im Organismus auszugehen, als bei CBD-Isolaten, die chemisch bearbeitet sind.

CBDa - Wirkungsweise im Körper

Beide Verbindungen ähneln einander, weil sie durch das Endocannabinoid-System, einem Teil des Nervensystems, miteinander in Interaktion stehen. Wissen sollte man aber, dass im Gegensatz zu CBD, das CBDa bei weitem noch nicht so gut erforscht ist.

Sofern das Endocannabinoid-System in seiner Funktion gut arbeitet, beeinflusst es viele wichtige Funktionen unseres Körpers. Dazu zählen der Schlaf, das Gedächtnis, das Immunsystem, die Wahrnehmung von Schmerzen und auch für Gefühle wie unsere Stimmung ist es verantwortlich und reguliert sie.

Beide Cannabinoide CBD und CBDa arbeiten interaktiv mit dem Nervensystem zusammen, tragen somit zur Linderung oder gar Heilung von psychischen Erkrankungen wie Alzheimer oder Parkinson, aber auch anderen chronischen Erkrankungen wie rheumatoide Arthritis, Diabetes, Multiple Sklerose, Epilepsie und Hepatitis bei.

Weitere Wirkungsweisen von CBDa

Weiterhin sprechen viele antioxidative und antibakterielle Eigenschaften dafür. Ebenso verfügen sie über eine krebshemmende Wirkung. CBDa kommt zudem bei Übelkeit und schlechtem Magen zum Einsatz, auch als Mittel gegen Entzündungen und Analgetikum wird es verordnet.

CBDa koppelt sich nicht auf direktem Weg an die CB1 und CB2 Rezeptoren, steht aber in Verbindung mit dem Endocannabinoid-System in Form eines Hemmstoffes, des sogenannten Inhibitors des COX-2-Enzyms. Dadurch bekommt das CBDa die Möglichkeit, Entzündungsherde im gesamten Körper zu minimieren.

Weiterhin besteht die Annahme, dass das CBDa in Interaktion mit dem 5-HT Rezeptor steht, welches Serotonin produziert. Dies könnte die antiemetische, vorbeugende Wirkung bei Erbrechen und Übelkeit durch Cannabis erklären.

Weitere positive Wirkungen können bei Reisekrankheit, einer Migräne, einer Magen-Darm-Grippe, bei einer Chemotherapie und nach Operationen sein.

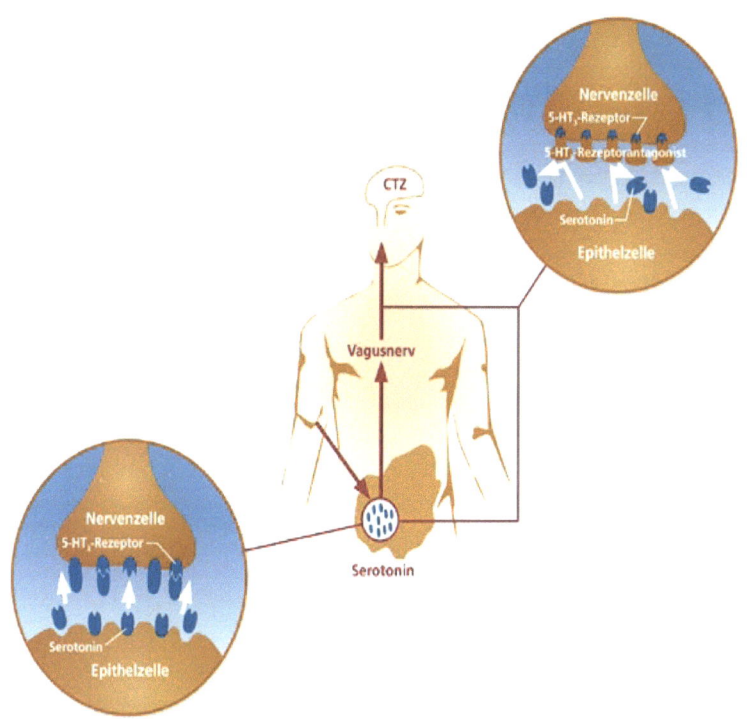

CBDa gilt heute als Hauptbestandteil in der medizinischen Anwendung von Cannabis, seiner vielseitigen und facettenreichen Therapie-Anwendungen. Studien belegen, dass sich die Auswirkungen von CBDa in Bezug auf Krebs-Tumore, denen derer von CBD ähneln.

Obwohl umfangreiche Forschungen zu CBDa fehlen, legen vorläufige Beweise im Labor nahe, dass CBDa in vier verschiedenen therapeutischen Bereichen helfen kann.

Vergleich und Wirkungsweise - THCa und CBDa

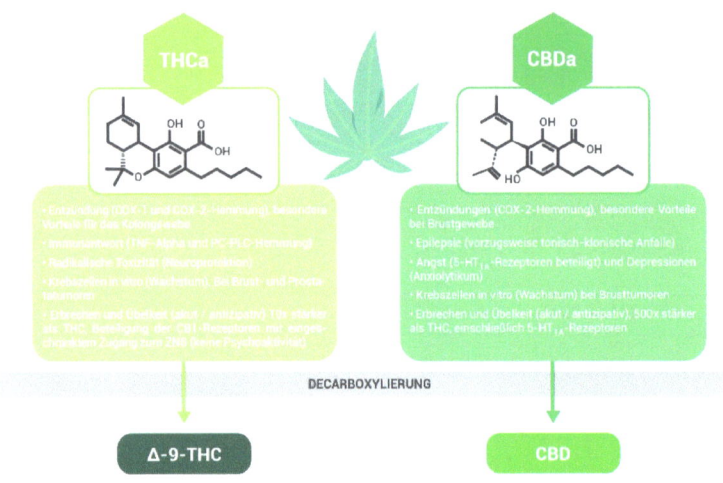

Die beiden wichtigsten Cannabinoide THC und CBD sind in der Cannabispflanze nicht in neutraler Form vorhanden. Während des Wachstums der Pflanze zeigen sie sich in ihrer Säureform als THCa und CBDa. Sobald diese sauren Cannabinoide erhitzt werden, findet eine chemische Reaktion statt, die als „Decarboxylierung", oder allgemeiner als Aktivierung, bezeichnet wird.

Durch das Erhitzen werden diese beiden Cannabinoide in THC und CBD umgewandelt. Dieser Erhitzungsprozess tritt beim Rauchen, Verdampfen und dem Erhitzen einer Mischung aus Butter und

Cannabis auf. Zu einem gewissen Grad entsteht dieser Prozess auch beim Trocknungsprozess der Pflanze.

THCa und CBDa – medizinische Vorteile

Wenn es um solche fortgeschrittenen physiopathologischen Konzepte geht, ist es einfacher, einen Blick auf die Wirkungsweise dieser Säureverbindungen in der Natur zu werfen.

Sobald die Cannabispflanze ihre Reife erreicht hat, reichert sich THCa entlang der Blüten und Blätter in hohen Konzentrationen an. Zweck ist es, den Zelltod, auch bekannt als Nekrose, zu induzieren, indem ein Weg durch die Mitochondrienmembran von Zellen geschaffen wird. Dieser Vorgang hält die reife Pflanze gesund, indem tote, sterbende oder beschädigte Zellen eliminiert werden.

THC und CBD Vergleich – Was ist berauschend?

Zu einem der bekanntesten unter den Cannabinoiden zählt THC. Ähnlich wie dem CBD, sprechen auch für das THC sehr viel medizinische und gesundheitsfördernder Aspekte.

In Cannabisprodukten, welche vom Arzt ausgestellt werden, ist meist ein geringer Anteil an THC enthalten. Auch wenn Medikamente mit THC vielen Anwendern und Patienten helfen würde, so ist es doch in einem bestimmten Maße berauschend und somit für viele Anwender keine Alternative. Deshalb sind CBD-Produkte in dieser Hinsicht eine Option, da ein ebenso vielseitiger Wirkungskreis vorhanden ist, aber nicht berauschend wirken, sondern eher den Körper beruhigen und ihn in eine Art Entspannungsphase bringen.

Was ist der Unterschied zwischen THC & CBD?

THC ist Tetrahydrocannabidiol, CBD ist ein Cannabidiol. Diese beiden Wirk- bzw. Inhaltsstoffe kommen in allen Cannabispflanzen vor.

Was ist CBD speziell?

Cannabidiol ist eine Cannabisverbindung mit einzigartigen, gesundheitlichen Vorteilen für die Medizin. CBD-Produkte mit Cannabis wirken wie erwähnt nicht psychoaktiv. THC hingegen hat psychoaktiv wirkenden Stämme. CBD wird daher bei Patienten eingesetzt, die unter Angst, Psychosen oder Depressionen leiden, ohne dabei die Lunge zu beeinträchtigen. Da es zudem entkrampfend wirkt, kommt es auch bei Krampfanfällen zum Einsatz.

Was ist THC speziell?

Als THC wird die chemische Verbindung des Cannabis bezeichnet. Tetrahydrocannabidiol, ist der Stoff, der für den „high" Zustand sorgt. Doch neben den allzu bekannten „psychoaktiven" Merkmalen, finden sich für THC auch andere Anwendungsgebiete.

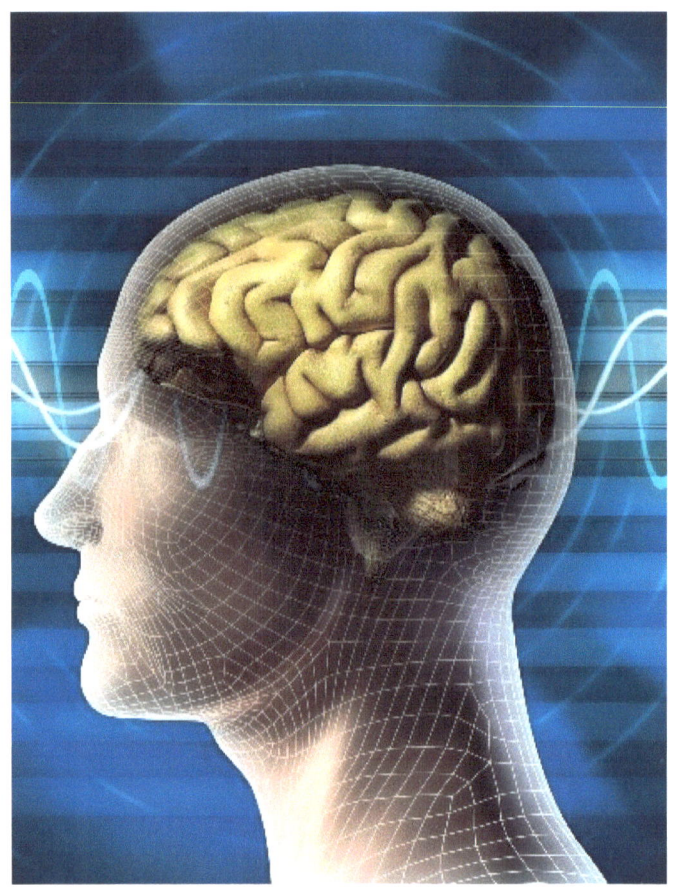

THC ist eine Chemikalie, sie gilt als Hauptauslöser für viele psychische Auswirkungen von Marihuana. Ihre Wirkungsweise ist ähnlich der von Cannabinoid Chemikalien. Sie werden vom Organismus natürlich erzeugt.

In speziellen Bereichen des Gehirns befinden sich die Cannabinoid-Rezeptoren, und zwar in konzentrierter Form. Sie stehen in Verbindung mit der Denkweise, der Koordinierung, dem Gedächtnis, der Erinnerung, der Lust, den Gefühlen, der Wahrnehmung der Zeit usw. THC verknüpft all diese Rezeptoren, aktiviert diese und nimmt somit Einfluss auf das Gedächtnis in Bezug auf die Motorik, dem konzentrierten Denken, dem Wahrnehmen von Sinnen und Gefühlen.

Warum macht nur THC psychoaktiv?

Ist von psychoaktivem Verhalten und Cannabis die Rede, geht es ausschließlich um die CB1, Cannabinoid-Rezeptoren, die im Gehirn und zentralen Nervensystem in einer Vielzahl zu finden sind. Der gravierende Unterschied zwischen THC und CBD liegt in erster Linie darin, wie die jeweilige Interaktivität mit den CB1 Rezeptoren erfolgt. Im Gegensatz zu CBD, dass sich nur mäßig mit den CB1 Rezeptoren verbindet, geschieht dies beim THC recht schnell.

Angstzustände

THC ist bekannt dafür, dass es bei Menschen Angst oder Paranoia auslösen kann. Es ist in etwa ein Gefühl neben sich zu stehen, nicht mehr zu wissen, was geschieht, wer man ist, was um einen herum geschieht.

Bei CBD tritt das Gegenteil ein. Studien belegen, dass CBD tatsächlich an der Bekämpfung der durch den Konsum von THC aufkommenden Angst und

Verwirrtheit agiert. Weiterhin ist bewiesen, dass CBD diese Angstzustände minimieren kann.

Rechtlicher Standpunkt bei THC

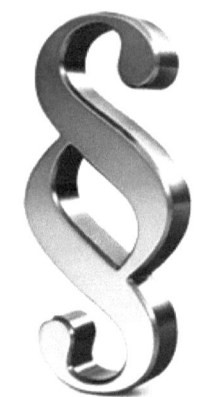

In vielen Ländern gibt es akribische Regeln und Gesetze in Bezug auf Marihuana und THC. In Bezug auf CBD sieht es anders aus, hier ist die Rechtslage weniger klar definiert.

In den USA z. B. ist CBD nicht legal. Jedoch wurde vor noch nicht allzu langer Zeit ein Cannabisarzneimittel namens Epidiolex von der amerikanischen Arzneimittelbehörde, kurz FDA, zugelassen, um es an Kindern mit schwerwiegender Epilepsie zu erforschen und zu testen.

Andererseits ist CBD in Hanf zu finden, der in den Vereinigten Staaten auf legale Art und Weise verkauft und auch importiert wird.

Viele Unternehmen machten sich dies zum Vorteil und schlossen diese Marktlücke, in dem Sie „High-CBD-Hanf-Produkte" aus verschiedenen Ländern, in denen Hanf produziert wurde, importierten.

Worin bestehen Unterschiede bei Vollspektrum Produkten und Isolaten?

Vollspektrum Produkte beinhalten außer CBD auch Flavonoide, chemische Verbindungen (Terpene) und weit mehr als 100 diverse Cannabinoide.

Jeder einzelne Inhaltsstoff der Hanfpflanze hat für sich spezielle, gesundheitsfördernde Auswirkungen, nimmt man allerdings alle Stoffe auf einmal auf, entsteht der „Entourage-Effekt", heißt: dadurch, dass alle Wirkstoffe zusammen eingenommen werden, die Wirkung immens höher und gebündelt ist.

Die psychoaktiven Eigenschaften werden sichtlich gemindert. Siehe nachstehende Grafik über das Vollspektrum CBD.

Vollspektrum CBD Produkte

Vollspektrum-Produkte enthalten neben CBD über 100 weitere Cannabinoide, Terpene und Flavonoide.

Bekannte Cannabinoide neben CBD:

Cannabigerol (CBG): Wirkt antibakteriell, hemmt das Wachstum von Krebszellen.
Cannabichromen (CBC): Wirkt schmerzlindernd und entzündungshemmend.
Cannabinol (CBN): Hilft bei Schlafstörungen und Schmerzen.

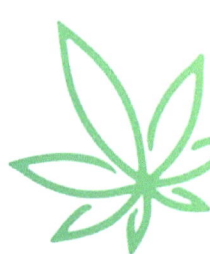

Terpene:

Myrcene: entzündungshemmend
Limonen: angstlösend, pilzhemmend
Humulene: schmerzlindernd
Pinene: erweitert die Bronchien
Linalool: krampflösend, schmerzlindernd
Caryophyllene: lindert Schlaflosigkeit, Antioxidans

Flavonoide weisen folgende Wirkungen auf:

- antiallergische und antiphlogistische Wirkung
- antivirale und antimikrobielle Wirkung
- antioxidative Wirkung
- antiproliferative und antikanzerogene Wirkung

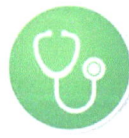

Was sind CBD Isolate?

Das CBD Isolat wird überwiegend in der Medizin verwendet. Es wird auf die gleiche Weise gewonnen (meist mittels „überkritischer CO2-Extraktion"). Das feine weiße Pulver durchläuft jedoch noch mehrere „Reinigungsvorgänge", die am Ende isoliertes Cannabidiol hinterlassen – ohne weitere Inhaltsstoffe. Das mag in der pharmazeutischen Medizin seinen Sinn haben, der sich nur den Fachleuten erschließt. Wie sich aus dem Namen ableiten lässt, handelt es sich bei CBD-Isolat um die "Isolierte-Form" von CBD. Hier werden in einem sehr aufwändigen Verfahren alle anderen Bestandteile der Hanf-Pflanze herausgefiltert/isoliert, sodass am Ende des Verfahrens ein weißes kristallines Pulver mit einem CBD-Gehalt von über 99% zur Verfügung steht.

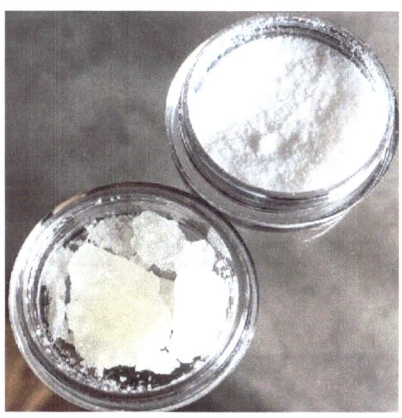

Die Einnahme von CBD-Isolaten, bzw. CBD-Kristallen erfolgt meistens über die Mundschleimhaut, kann aber auch verdampft, bzw. vaporisiert werden. Auch zum "Strecken, bzw. Erhöhen der Konzentration eines CBD-Öles, bzw. Liquids kann das Isolat/Kristalle verwendet werden.

Als Beispiel für die Dosierung: 1 Gramm CBD Isolat, bzw. Kristalle entsprechen einer 10 ml Flasche mit 10%igem CBD-Öl.

Die Nachteile von CBD Isolat

CBD Isolat kann bei Überdosierungen einen Umkehreffekt ergeben. Bekannt ist die Verstärkung von Migräne oder des Zitterns bei Parkinson, obwohl der Wirkstoff normalerweise zur Behandlung und damit Verbesserung angewendet wird. Ebenso kann reines CBD den Appetit hemmen, was für Übergewichtige wünschenswert sein mag (auch das Isolat hat seine Daseinsberechtigung), jedoch ist CBD Isolat nicht für alle Personen geeignet.

Fazit zu Vollspektrum CBD und Isolat

Beide Produkte haben ihre Daseinsberechtigung. CBD Isolate werden häufig im medizinischen Bereich verwendet und enthalten aufgrund der vielen Filtrationsvorgänge meistens nur isoliertes Cannabidiol. Hauptsächlich finden wir das Isolat in sogenannten CBD Kristallen wieder, die z.B. zur Erhöhung des CBD-Gehaltes von Ölen gedacht ist – zudem lassen sich CBD Kristalle auch oral einnehmen und auch vaporisieren.

Ein Vollspektrum CBD, welches vorwiegend in CBD-Ölen und auch CBD-Kapseln verwendet wird, enthält nahezu das volle Pflanzenspektrum der Hanfpflanze. Hier spricht man auch vom "Entourage-Effekt" – durch das volle Pflanzenspektrum verschiedener Cannabinoide mit Terpenen wird dadurch die Wirkung optimiert und gegenseitig ergänzt.

Für den "normalen" Anwender/in würden wir zu einem "Vollspektrum-Produkt" raten. Hier gibt es zahlreiche Unternehmen am Markt. Gemäß unseren Recherchen sind auch nur wenige Hersteller am Markt vertreten, die CBD Isolate bei ihren Produkten anbieten. Zu diesen Herstellern zählt unter anderem der niederländische Hersteller Candropharm. Empfehlungen unsererseits für gutes Vollspektrum CBD-Öl und einer kostenlose Experten-Hotline ist der Hersteller **CBD-Vital**. Über dieses Gesundheitsportal erhalten Sie einen 10% Gutschein und ist pro Kunde unter **hanf-buch.de/CBDVital** einlösbar.

Wie wird generell CBD-Öl eingenommen?

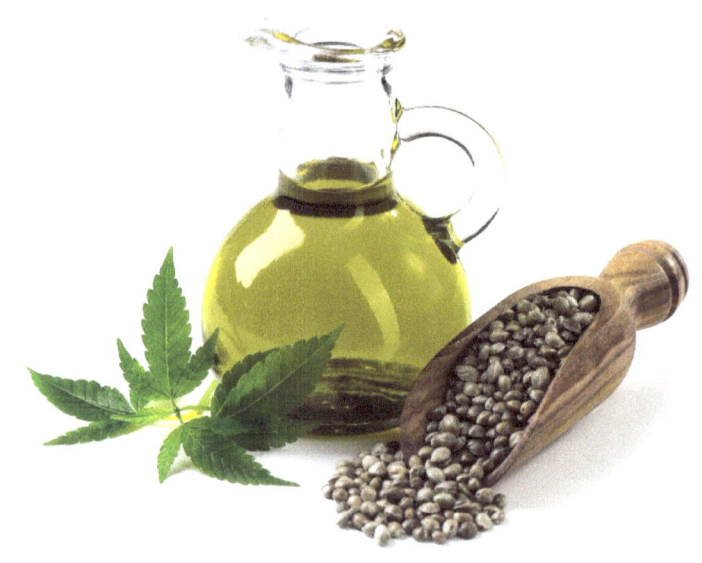

Wer keine Möglichkeit hat, sich sein Cannabis (med.) verschreiben zu lassen bzw. auf der Suche nach Produkten ohne den Rausch-Wirkstoff THC ist, sollte CBD-Öl versuchen. Hierzu wird man im Internet fündig. Man kann es legal bestellen, als Nahrungsergänzungsmittel. Voraussetzung ist, dass der Anteil von THC unter 0,2 % liegt. Dieser Wert ist in Deutschland als Obergrenze erlaubt.

Durch das CBD-Öl kam es zu einer Wende, was Cannabis in Form und Eigenschaft betrifft. Die medizinische Therapie zeigte mehr Interesse und auch die Meinung in der Öffentlichkeit nahm ihre Wendung. Geht es heutzutage nicht mehr nur darum, ob Cannabis als homöopathisches Heilmittel wirkt, sondern wie CBD-Öl gezielt bei bestimmten Krankheitsbildern zum Einsatz kommt. Durch das minimale Risiko nehmen jetzt schon viele junge und ältere Menschen das Öl als Zusatz zur herkömmlichen Therapie als Ergänzung.

CBD als CBD-Öl Tropfen einnehmen

Wie alle anderen Öle gibt es auch das CBD-Öl in unterschiedlichen Konzentrationen. Normal sind Konzentrationen zwischen 3 und 20 %. Die Höhe ist abhängig davon, welches Krankheitsbild und welcher Schweregrad vorliegen, zudem wie der allgemeine gesundheitliche Zustand des Patienten ist. Die Wirkstoffe gelangen direkt in den Organismus. Der Verdauungstrakt wird umgangen, da die Tropfen über die Schleimhäute im Mund aufgenommen werden. Auf direktem Weg gelangt das CBD in die Blutbahn.

Zu Beginn erfolgt die Einnahme abends vor der Nachtruhe. Hat der Körper die Veränderung akzeptiert und sich daran gewöhnt, steht der Einnahme 4- bis 6-mal am Tag nichts im Weg. Ca. alle 6 Stunden sollte die Einnahme erfolgen. Geht es Ihnen gut und fühlen Sie sich mit der täglichen Dosis wohl, liegt es an Ihnen zu entscheiden, ob Sie dabeibleiben oder die Dosis erhöhen. Probieren Sie, was Ihrem Körper guttut, wie Sie wohl sich fühlen.

Bei der Herstellung des Öls mit CO_2 Extraktion bleibt nicht nur CBD als Wirkstoff erhalten, sondern auch weitere wertvolle Inhaltsstoffe vom Hanf. Diese Stoffe nehmen untereinander Einfluss aufeinander und verbessern somit den Wirkungsgrad, den Entourage-Effekt. Wie bereits erwähnt, ist der Organismus in der Lage durch das CBDa die zweifache Menge an CBD zu metabolisieren (wie bereits in einem anderen Kapitel beschrieben).

CBD-Öl in hochwertiger Form ist eine perfekte und guttuende Therapie-Ergänzung zur gewöhnlichen Behandlung, ebenso wird es zur Linderung von Beschwerden und auch vorbeugend eingesetzt.

Im Bereich hochwertige CBD-Artikel haben wir die Firma **Hempamed** in Wangen im Allgäu kennengelernt. **Hempamed** ist eine der führenden deutschen Marken für CBD-Öle.

Unter anderem werden hochwertige Premium CBD-Produkte angeboten, die einer strengen Kontrolle mit Auswahl bester Rohstoffe unterzogen sind. Alle Produkte sind aus zertifizierten EU-Nutzhanf, die zu fairen Konditionen und einem exzellenten Preis-Leistungsverhältnis angeboten werden. Ein weiterer Pluspunkt ist, dass alle Chargen durch unabhängige EU-Labore u.a. auf Cannabinoid-Gehalt, THC und

Pestizide überprüft und im Internet veröffentlicht werden. Das junge und hoch engagierte Unternehmen ist TÜV & Leafly geprüft und genießt eine hervorragende Kundenzufriedenheit auf Trusted Shops und Cannatrust.

Alle Hempamed CBD-Öle basieren auf einer Bio-Hanföl-Basis, sind für Veganer geeignet und können im Onlineshop auf https://hempamed.de/ bestellt werden.

Nebenwirkungen von CBD

Analysen und Studien belegen, dass das Cannabidiol Öl sehr gut verträglich ist und nur minimale Nebenwirkungen zu verzeichnen sind. Es wird zwar oft davon gesprochen, dass das Öl überhaupt keine Nebenwirkungen hat, dennoch ist es wichtig vor der Einnahme den Beipackzettel durchzulesen, um sich über die häufigsten, wenn auch selten vorkommenden Nebenwirkungen zu informieren.

Dazu zählen:

- trockener Mund (kann einfach durch Trinken von Wasser beseitigt werden)
- Ihr Appetit verändert sich
- der Blutdruck kann kurzzeitig abfallen
- der Augeninnendruck ist für kurze Zeit erhöht

Im Vergleich zu vielen anderen Arzneimitteln, hat CBD nur geringe Nebenwirkungen. Im medizinischen Bereich wird es als sichere Substanz bezeichnet.

Wichtig: Auch hier macht den Unterschied die korrekte Dosis aus.

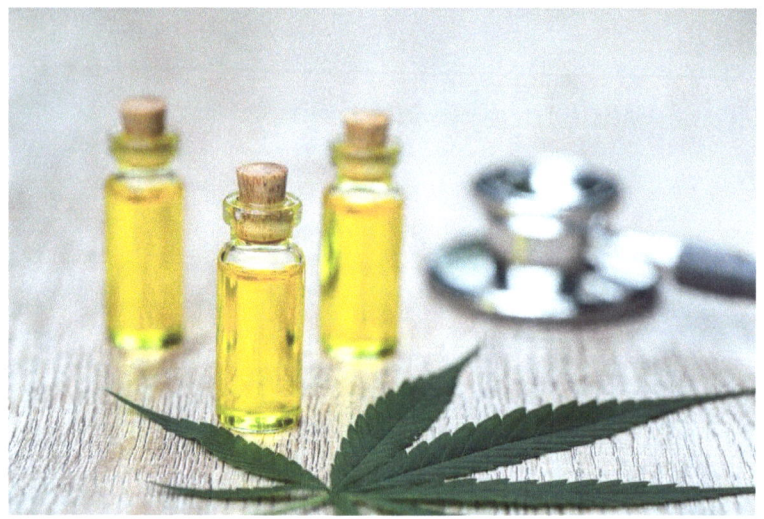

Wer das erste Mal CBD einnimmt, beginnt vorsichtshalber mit einer geringen Dosis. Man probiert es über 2 bis 3 Wochen, hat sich dann die gewünschte Wirkung nicht eingestellt, erhöht man stetig die Dosis.

Beachte: Nicht jeder Körper ist gleich, jeder reagiert anders, es gibt auf der ganzen Welt keine zwei identischen Organismen. Sind Sie geduldig und hören auf An- und Warnzeichen Ihres Körpers, erzielen Sie beste und für Sie guttuende Ergebnisse.

Einfluss auf die Wirkung von Medikamenten

CBD harmoniert mit vielen Medikamenten. Spezielle Leberenzyme, z. B. Cytochrom P450 werden dadurch gehemmt. *(Cytochrom P450-Proteine kommen in allen Organen vor, und sind vor allem in den Leberzellen anzutreffen. Sie sind überwiegend in der Membran des Endoplasmatischen Retikulums verankert. Sie dienen der Oxidation vieler körpereigener und körperfremder Substanzen).*

Wird das CBD in hoher Dosis eingenommen, werden diese Enzyme vom Cannabinoid für kurze Zeit beeinflusst. Daher kann es passieren, das z. B. die Dauer des Abbaus von anderen Medikamenten vorübergehend veränderlich ist.

Es kann demnach passieren, dass sich die Wirkung von einzelnen Medikamenten verstärkt oder reduziert. Ein Beispiel Grapefruitsaft: er hat zum Beispiel dieselbe hemmende Wirkung auf Enzyme wie CBD.

Fazit

Die meisten Nebenwirkungen sind für viele Anwender nicht relevant und von geringer Bedeutung. Zudem ist auch so, dass bekannte Nebenwirkungen erst noch durch Tests und Langzeitstudien unter Beweis zu stellen sind.

Möchten Sie reguläre Medikamente (verschreibungspflichtig) und CBD gemeinsam einnehmen, ist es ratsam im Vorfeld einen Arzt zu konsultieren, um im persönlichen Gespräch die Anwendung zu besprechen.

Grundsätzlich zu CBD:

- macht nicht abhängig
- agiert nicht in psychoaktiver Form
- birgt kein gesundheitliches Risiko
- geeignet zur Anwendung an Menschen und Tieren

Erfahrungsberichte zeigen, dass fast alle Anwender von einer Verbesserung ihrer Gesundheit profitierten und sich auch das allgemeine Wohlbefinden stark zum Positiven verändert hat. Frauen, die schwanger sind, sollten grundsätzlich kein CBD einnehmen.

CBD Dosierung

Welche Dosis ist passend für mich? In diesem Punkt ist es unmöglich eine klare Aussage zu treffen, da jeder einzelne Mensch unterschiedlich auf die Einnahme von CBD reagiert. Am besten ist, sich mit Menschen zu unterhalten, die CBD bereits über mehrere Monate einnehmen, sich deren Wirkungsweise bewusst sind und reale Tipps geben können.

Begonnen wird bei der Einnahme mit höchstens 5%igem CBD-Öl, jeweils am Morgen und am Abend eingenommen (ca. 5-10 Tropfen). Erst, wenn sich nach ein paar Wochen keine Wirkung eingestellt hat, erhöht man schrittweise die Dosis des CBD.

Allgemein geht man davon aus: Sind die Beschwerden gering, reicht auch eine geringe Dosis. Nehmen die Schmerzen zu, erhöht man sie. Wie Sie Ihre persönliche CBD Dosierung einstellen, ist quasi abhängig davon, wie der Verlauf der Krankheit voranschreitet.

- Bei Kopfweh, Einschlaf- oder Verdauungsproblemen ist ein 5%iges CBD-Öl völlig ausreichend. Probieren Sie zum Einschlafen dazu eine Tasse Hanf Tee. Diese Kombination hat sich in der Vergangenheit als hilfreich erwiesen.

- Sind die Probleme größer, etwa Angst, Psychosen oder Depression nimmt man 8%iges CBD-Öl, zu beachten gilt hier, dass weniger Tropfen eingenommen werden, da die Wirkung etwas stärker ist.

- Bei schwerwiegenden Krankheiten wie Krebs eignet sich 20 bis 30%iges CBD-Öl. Parallel hilft es hierbei auch die unangenehmen Nebenwirkungen der Chemotherapie zu lindern.

CBD in Kapselform

CBD gibt es ebenfalls in Kapselform. Gegenüber dem Öl, welches tröpfchenweise eingenommen wird, bieten Kapseln weitere Vorteile.

Anwender greifen zur Kapsel-Alternative, weil sie keinen Geschmack besitzt. CBD-Öl kann einen eigenwilligen Geschmack besitzen, zudem kommt es darauf an, welches Basis-Öl verwendet wird. Mit der Einnahme von Kapseln umgehen Sie dies auf recht einfache Art und Weise.

Weiterer Vorteil von Kapseln ist, dass man keine Tropfen zählen muss, nichts kleckert oder ölig wird. Man nimmt eine oder zwei Kapseln am Tag – fertig.

Kriterien für hochqualitatives CBD-Öl

1. Achten Sie auf wahrheitsgemäße Vollspektrum-Öle

Ein Vollspektrum-Öl zeichnet sich dadurch aus, dass alle 143 Cannabinoide (außer THC) und die in der Pflanze natürlich vorkommenden, wichtigen Terpene und Flavonoide enthalten sind. Die Wirkung ist viel höher, im Vergleich zu Ölen, die nicht alle 143 Cannabinoide beinhalten.

Unbedingt zu beachten ist, dass bereits bei 40 Cannabinoiden ein Öl als Vollspektrum gilt - dieses 'Schlupfloch' kann von etlichen Herstellern verwendet werden.

Der sogenannte „Entourage Effekt" stammt aus der Cannabis-Forschung. Die verschiedenen Verbindungen der Cannabis-Pflanze wirken nur in Kombination am besten. Daher ist es essentiell wichtig, dass man ein CBD Vollspektrum-Öl mit allen 143 Cannabinoiden zu sich nimmt. So können die verschiedenen Stoffe und Moleküle ihre Wirkung voll und frei entfalten und auch den gewünschten Nutzen bringen.

2. Achten Sie auf die Farbe

Man kann bereits bei der Analyse der Farbe viel über den Qualitätsgrad aussagen. Je dunkler, desto bitterer und schärfer schmeckt das Öl meist. Eine dunkle Farbe weist darauf hin, dass viel CBDA, eine Vorstufe zu CBD (das A steht für „Acid" - also Säure) enthalten ist.

Wenn CBD-Öl gekauft und konsumiert wird, möchte man hochwertiges, hochqualitatives CBD zu sich nehmen, und keine Vorstufe davon. Je heller und goldiger die Farbe, desto angenehmer der Geschmack und höher die enthaltene Qualität.

3. Vermeiden Sie Isolate

Gute Marketingstrategien lassen Käufer/innen glauben, dass ein hoher Prozentanteil zu mehr Wirkung führen würde. Für die Vitalisierung unseres ECS (Endocannabinoid-System) ist es notwendig, dass es mithilfe der natürlichen Zusammensetzung der gesamten Hanfpflanze aktiviert wird. Ein Isolat kann vom Körper schwer bis gar nicht aufgenommen werden, da es unser natürlicher Organismus nicht decodieren und verwerten kann.

Ein isoliertes, hochprozentiges CBD, wie es von wenig erfahrenen Produzenten momentan stark vermarktet wird, sollte unbedingt unter ärztlicher Aufsicht eingenommen werden. Bei unsachgemäßer Anwendung kann es nachhaltig zu Schäden an der Leber kommen.

4. Achten Sie auf das Trägeröl

Die Triglyceride im Kokosöl sind den menschlichen Triglyceriden so ähnlich, dass unser Körper bei der Resorption optimal unterstützt wird. Trägeröle wie Oliven-, Raps- oder Hanföl müssen vom Körper öfter gespalten werden. Das mindert die Wirkung der enthaltenen Cannabinoide erheblich. Wichtig ist es, darauf zu achten, dass ein helles Vollspektrum-Öl eingenommen wird, das mit Bio-Kokosöl vermengt ist. Das ECS und unser Organismus wird nur mithilfe der vollen natürlichen Wirkkraft der Hanfpflanze vitalisiert und unterstützt.

Die in der Hanfpflanze enthaltenen Cannabinoide aktivieren unser angelegtes Endocannabinoid System (ECS). Der Hanfpflanze kommt folglich deshalb eine derart große Bedeutung zu, da das körpereigene, größte selbstregulierende System mittels eines hochwertigen, hell farbigen, optimalerweise mit Kokos-Öl angereicherten Vollspektrum CBD-Öls aktiviert wird. Die Vitalisierung des Endocannabinoid-Systems unterstützt dabei unsere Lebensqualität in hohem Maße und bringt unseren Körper wieder in das natürliche Gleichgewicht.

Bei unseren Recherchen wurden wir auf die Firma **HanfBewusstSein.com** und dessen Geschäftsführer Thomas Leo Selenko aufmerksam.

Nach intensiver Beschäftigung rund um das Thema Hanf & CBD hatte Herr Selenko einen hochqualifizierten Lieferanten namens Kannaway gefunden. Beide Seiten sind eine Kooperation eingegangen und bieten ausnahmslos all diese oben genannten Kriterien für hochwertigste CBD-Öle an.

Durch langjährige Forschung und Entwicklung wurde unter anderem das „Pure Gold" CBD-Öl entwickelt, um die natürliche Heilkraft der Hanfpflanze zu ermöglichen. Jede Charge eines CBD-Produktes wird gemäß einem strengen "Triple Lab Testing™-Verfahren" dreimal unterzogen, bei dem die Eigenschaften dieses CBD-Vollspektrum-Öls während der Herstellung geprüft wird, um die Sicherheit und Konsistenz zu gewährleisten. Sogar die Laborergebnisse können transparent und neutral im Internet eingesehen werden.

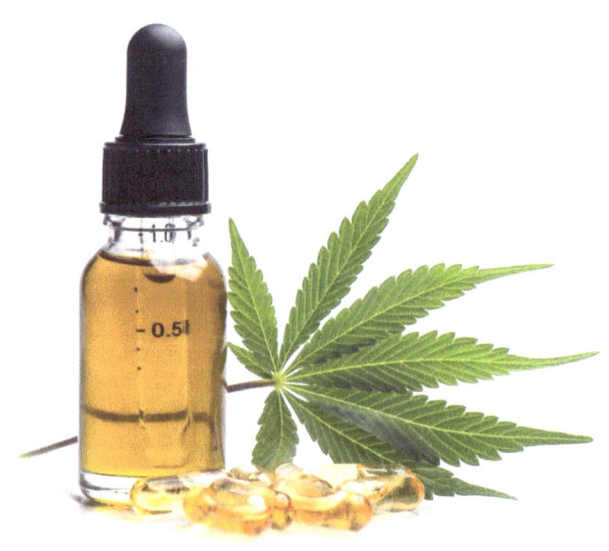

Mit der Entscheidung, ein äußerst hochqualitatives „Pure Gold" CBD-Öl von Kannaway, einem der weltweit führenden Unternehmen mit seiner langjähriger Erfahrung und Forschung auf diesem Gebiet einzunehmen, wird die natürliche Ordnung im Körper und das innere Gleichgewicht wiederhergestellt.

Wenn Sie sich selbst von der positiven Wirkung der CBD-Öle mit hochwertigem Bio-Kokosöl überzeugen möchten, dann sind Sie im Onlineshop **https://purehemponline.kannaway.com/** bestens aufgehoben. Entdecken Sie weitere hochqualitative CBD-Produkte. Ein Besuch auf dieser Website lohnt sich für Sie und Ihre Vitalität!

Cannabisblüten - Indikationen

(Auszug aus einem ärztlichen Bericht): Cannabis und THC werden bei vielen Erkrankungen eingesetzt. In einer Umfrage der Arbeitsgemeinschaft Cannabis als Medizin (ACM) verwendete etwa ein Viertel der Teilnehmer Cannabisprodukte bei chronischen Schmerzerkrankungen und ein weiteres Viertel bei neurologischen Erkrankungen, wie vor allem Multiple Sklerose und Querschnittslähmung.

Diese Indikationen stehen auch bei der aktuellen klinischen Forschung im Vordergrund. Weitere wichtige Bereiche sind die positiven Wirkungen bei Appetitlosigkeit und Übelkeit, die bei Krebserkrankungen, HIV/Aids, Hepatitis C und anderen Störungen, die mit diesen Symptomen einhergehen können, genutzt werden. Cannabisprodukte werden jedoch auch bei einer Vielzahl anderer Erkrankungen verwendet. Häufig liegen dazu nur kleine Studien oder Fallberichte vor, die Hinweise auf einen Nutzen geben.

Cannabisblüten - Sorten

Es gibt keine Sorten, die für eine bestimmte Erkrankung am besten sind, denn die Ansprechbarkeit variiert stark. So gibt es beispielsweise chronische Schmerzen, bei denen fast nur das THC wirksam ist, während bei anderen Patienten auch ein hoher CBD-Anteil hilft, weil CBD entzündungshemmend wirkt.

Bei einer ADHS (Aufmerksamkeitsdefizit-/Hyperaktivitätsstörung) profitieren einige Patienten von THC-reichen Sorten, während andere auch sehr gut von den angstlösenden Wirkungen des CBD profitieren.

Cannabissorten mit einem hohen sativa-Anteil wirken eher belebend, während solche mit hohen indica-Anteilen eher sedierend wirken. Auch das kann für die Wahl der geeigneten Sorte von Bedeutung sein. Häufig muss man eine Weile mit verschiedenen Sorten experimentieren, um schließlich die individuell beste Sorte für sich zu finden. Manchmal ist es auch eine Kombination aus einer bestimmten Sorte, die tagsüber eingenommen wird, und einer anderen, die zur Nacht verwendet wird.

Einsatzmöglichkeiten von Cannabis und THC

Hier ergeben sich die oben genannten Einsatzmöglichkeiten für folgende Krankheiten und Krankheitssymptome:

- **Übelkeit und Erbrechen:** Krebs-Chemotherapie, HIV/Aids, Hepatitis C, Schwangerschaftserbrechen, Übelkeit im Rahmen der Migräne.
- **Appetitlosigkeit und Abmagerung:** HIV/Aids, fortgeschrittene Krebserkrankung, Hepatitis C.
- **Spastik, Muskelkrämpfe (Spasmen), Muskelverhärtung:** Multiple Sklerose, Querschnittslähmung, Spastik nach Schlaganfall, Spannungskopfschmerz, Bandscheibenprobleme und Verspannungen der Rückenmuskulatur.
- **Bewegungsstörungen mit einem Übermaß an Bewegungen (hyperkinetische Bewegungsstörungen):** Tourette-Syndrom, Dystonie (zum Beispiel spastischer Schiefhals oder Lidkrampf), durch eine Behandlung mit Levodopa ausgelöste Dyskinesien bei der Parkinson-Krankheit, tardive Dyskinesien (eine mögliche Nebenwirkung von Neuroleptika, die bei Schizophrenie verwendet werden), essenzieller Tremor (Zittern).

- **Schmerzen:** Migräne, Cluster-Kopfschmerz, Phantomschmerzen, Neuralgien (Nervenschmerzen, zum Beispiel Ischialgie/Ischiasschmerzen), Menstruationsbeschwerden, bei Zuckerkrankheit oder Aids, Hyperalgesie (verstärkte Schmerzempfindlichkeit), Schmerzen bei verspannter Muskulatur und Muskelkrämpfen, Arthrose, Arthritis, Colitis ulzerosa (eine chronische Darmentzündung), Restless-Legs-Syndrom ("Syndrom der unruhigen Beine"), Fibromyalgie ("Weichteilrheumatismus").
- **Allergien:** Asthma, Hausstauballergie, Heuschnupfen.
- **Juckreiz:** starker Juckreiz bei Lebererkrankungen, Neurodermitis.
- **Entzündungen:** Asthma, Arthritis, Colitis ulzerosa, Morbus Crohn (eine chronische Darmentzündung), Neurodermitis.
- **Psychische Erkrankungen:** Depressionen, Angststörungen, bipolare Störungen (manisch-depressive Störung), posttraumatische Stressstörung, Hyperaktivität, ADS (Aufmerksamkeit-Defizit-Syndrom), Impotenz, Alkoholismus, Opiatabhängigkeit, Schlafmittelabhängigkeit, Schlaflosigkeit, Autismus, verwirrtes Verhalten bei der Alzheimer-Krankheit.

- **Überproduktion von Magensäure**: Magenschleimhautentzündung.
- **Erhöhter Augeninnendruck:** Glaukom (grüner Star).
- **Hören:** Tinnitus (Ohrgeräusche).
- **Weitung der Bronchien:** Asthma, Luftnot, Erkrankungen der Atemwege.
- Epilepsie.
- Singultus (Schluckauf).
- **Förderung der Wehentätigkeit bei der Geburt**.

Häufig wirken Cannabis und THC gleichzeitig auf mehrere Symptome einer Erkrankung. So schrieb das Medizininstitut der USA in einer umfangreichen Untersuchung zu den therapeutischen Wirkungen von Cannabis aus dem Jahre 1998:

"In Fällen, in denen vielfältige Symptome auftreten, könnte die Kombination der THC-Wirkungen eine Form der Kombinationstherapie darstellen. Beispielsweise würden abgemagerte Aids-Patienten vermutlich von einer Medikation profitieren, die gleichzeitig Angst, Schmerzen und Übelkeit reduziert sowie den Appetit anregt."

Kosten und Kostenübernahme von Cannabisblüten

Apotheken kaufen Cannabisblüten von dem Unternehmen Fagron für etwa 12,50 € pro Gramm bzw. 62,50 € pro Packung mit 5 Gramm ein. Der übliche Aufschlag bei der Abgabe durch Apotheken beträgt bis zu 90%, sodass eine Packung mit 5 Gramm bei normaler Berechnung ca. 120 € kostet.
Viele Apotheken berechnen allerdings einen deutlich geringeren Aufschlag, sodass die Preise in Deutschland zwischen 15 € und 25 € pro Gramm liegen.

Selbstanbau von Cannabis

Bisher hat die Bundesopiumstelle einen Antrag auf eine Ausnahmeerlaubnis zum Eigenanbau von Cannabis für medizinische Zwecke erteilt.

Der Anbau von Hanf ist nicht besonders kompliziert, dennoch sind einige Dinge zu beachten. Es gibt dazu hilfreiche Tipps in entsprechenden Zeitschriften und Büchern. Seit 1998 ist der Verkauf von Samen, die für den Drogenhanfanbau bestimmt sind, in Deutschland verboten.

Cannabis aus den Niederlanden

In den Niederlanden können natürliche, qualitativ hochwertige Cannabisprodukte, wie auch Marihuana, etwa in einem der vielen Coffee-Shops, die es in allen größeren Städten gibt, gekauft werden. Allein in Amsterdam gibt es etwa 200 solcher Shops.

Achtung: Die Einfuhr natürlicher Cannabisprodukte nach Deutschland ist verboten.

Wie wirken Hanftee und Hanfblüten?

Hanftee ist Tee aus getrockneten Blättern, Blüten und Zweigen der Hanfpflanze. Er wird seit vielen Jahrtausenden als Naturheilmittel verwendet. Beim Hanftee müssen Sie zwischen dem THC-haltigem und dem THC-armen Tee unterscheiden, das in den obigen Kapiteln schon beschrieben wurde.

Damit aus Hanftee ein CBD-Tee wird, sollten die Blätter nach dem Trocknen für ca. 30-45 Minuten bei 100° Grad im Ofen erhitzt werden. (Achtung: ab 120° Grad werden Cannabinoide zerstört). Erst dann wandelt sich das natürliche CBDa in das hochwirksame CBD um. Diese Form des Hanf-Tees ist gezielt gegen Beschwerden verwendbar.

Wenn Sie selbst Hanf anbauen, können Sie Ihren Tee auch selbst herstellen. In einem weiteren Kapitel dieses Buches gibt es andere Zubereitungsformen nachzulesen.

Als einen sehr qualifizierten CBD-Anbieter können wir die Firma **Münsterland Hanf** empfehlen, da die "Münsterland Hanf"-Produkte zu 100% naturbelassen hergestellt werden, ohne Zugabe künstlicher Spritzmittel und Düngemittel im Rahmen des Anbaus. Auch der gesamte Produktionsprozess steht qualitativ an erster Stelle.

Die Blätter und Blüten werden handverlesen und natürlich schonend getrocknet. Durch diese Art und Weise der Herstellung können hochwertige Produkte angeboten werden, die ein natürlich reines Aroma besitzen und völlig unverfälscht sind, sowie höchste Qualität aufweisen.

Ein Besuch bei Münsterland Hanf ist auf alle Fälle ein Muss für CBD-Teeliebhaber:
https://muensterland-hanf.de

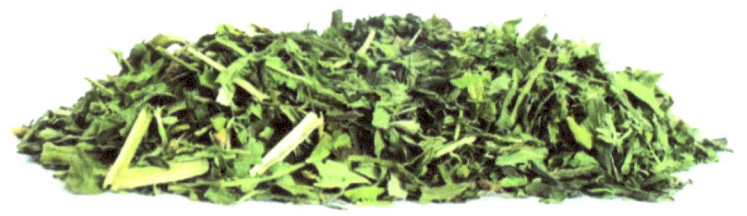

Positive Wirkungen von Hanftee auf die Gesundheit

Jeder weiß wie wichtig ausreichend Flüssigkeit für den Körper ist und gerade in den kälteren Jahreszeiten solltest Du auf die Zufuhr von Nährstoffen, Vitaminen und eben immer genügend Wasser achten.

Ein Hanftee wirkt auf den Organismus ähnlich wie der klassische Kräutertee, der bekanntermaßen ein starkes Präventions- und Heilmittel für Erkältungen, Husten und Schnupfen ist. Hanf wirkt sich positiv auf unser Nervensystem aus, der Hanftee hilft Dir beim Entspannen und ist auch als Einschlafhilfe gut geeignet.

Die beruhigende Wirkung hilft darüber hinaus auch bei Migräne und Schmerzen im allgemeinen, auch die Verdauung lässt sich durch einen Hanftee ankurbeln. Der Blutdruck kann gesenkt werden und einige Studien weisen wohl auch auf eine Senkung des Blutzuckers hin, wobei hier konkrete Ergebnisse solcher Untersuchungen noch auf die endgültige Publikation in der Wissenschaft warten.

Kurioserweise haben Tee und Hanf eine geradezu harmonische, natürliche Verbindung: Das Aufbrühen von Blüten, Stengeln, Blättern mit heißem Wasser und der Verzehr zum Genuss oder der Gebrauch als Heilmittel, das ist dem Teestrauch genauso eigen wie der Hanfpflanze und seit Tausenden von Jahren kombiniert der Mensch beide Verfahren.

Tee ist dem Hanf auch deshalb näher als beispielsweise der Kaffee, weil beides in erster Linie der Entspannung dient, als Medizin und für gemütliche Stunden allein und auch gern mit anderen Leuten.

Hanf als Lebensmittel

Im Lebensmittelbereich sind Samen die begehrtesten Teile der Hanfpflanzen. Die braun bis schwarzgrauen, manchmal auch grüngrauen einsamigen Nüsschen haben einen Durchmesser von drei bis vier Millimetern und sind von einer dünnen, glasigen Fruchtschale umhüllt.

In Reformhäusern, in Bioläden und in spezialisierten Online-Shops sind Hanfsamen roh oder geröstet, ungeschält oder geschält erhältlich. Die getrockneten Blüten und Blätter der Hanfpflanze werden u.a. auch als Tee vermarktet. Weiterverarbeitete Produkte wie Bio Hanf-Aufstriche, Bio Hanf-Pesto, süße und herzhafte Bio Hanf- Snacks werden immer beliebter.

In diesem Bereich ist die Firma **Hanf-Delikatessen** sehr zu empfehlen, da hier ein reichhaltiges Hanf-Sortiment von mehr als 100 Hanf-Produkten namhafter Hersteller aus Deutschland und Österreich angeboten wird.

Dort finden Sie u.a. Bio CBD-Produkte, Bio-Hanföle, Bio Hanfprotein-Pulver 40-65%, Hanf-Kosmetik aus reinen Naturprodukten und sogar das Hanf-Leckerli für Ihr Tier.

Besonders die angebotenen Probiersets und Aktionen auf dem Onlineshop https://www.hanf-delikatessen.de machen Lust auf mehr.

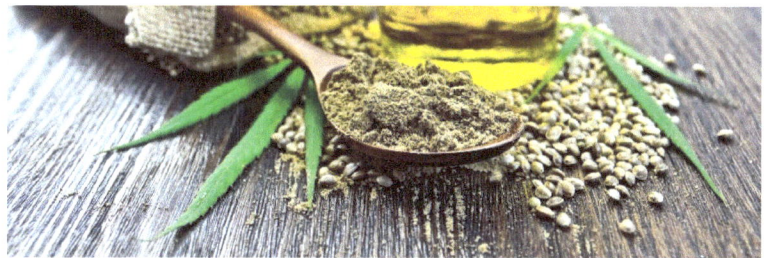

Hanf – auch als Cannabis sativa L. bezeichnet – ist eine vielseitige Nutzpflanze

Terpene - Was ist das?

Terpene sind organische aromatische Kohlenwasserstoffe, die in Tausenden von Pflanzen in der Welt gefunden werden können. Sie sind Teil der chemischen Familie von Alkenen, Alkoholen, Estern und Äthern.

Diese Verbindungen sind vor allem daher bekannt, da sie für den Geruch und Geschmack von Pflanzen verantwortlich sind.

Terpene sind Verbindungen, die Teil der atmosphärischen Gase sind, die sich aber auch in Pflanzen ansammeln können. Die Vielfalt der medizinischen Eigenschaften in diesen Verbindungen eröffnet ungeahnte Entwicklungsmöglichkeiten für die wissenschaftliche Forschung.

Im Laufe der Forschung wurden die Komplexität der Terpenfunktionen und ihre Vorteile entdeckt.

Terpene - die 3 wichtigsten Arten

Obwohl medizinisches Cannabis aus verschiedenen Arten von Terpenen besteht, sind dies die wichtigsten:

Das Myrcene (ß-Myrcen): Es ist das Terpen mit hoher Konzentration in der Cannabis-Pflanze, welches auch in Hopfen oder in reifen Mangos, Lorbeerblättern oder Zitronengras, gefunden werden kann.

ß-Myrcen ist bekannt für seine medizinischen Eigenschaften bei der Behandlung von allgemeinem Schmerz und Entzündungen. Gemischt mit THC, hat es entspannende analgetische Effekte auf geistiger und körperlicher Ebene und ist in der Lage, gegen psychische sowie Muskelermüdung zu helfen.

Limone: Das zweithäufigste Terpen in Cannabis ist Limonene. Es kann auch in Zitrusschalen und zahlreichen Blüten gefunden werden. Mit seinem Zitronenduft, ist die Limone ein antidepressiv, anxiolytisch, immunstimulierend, antitumor und wirkt antibakteriell. Die Limonen wirken unter anderem zusammen mit Phytocannabinoide: THC-A, CBD-A, CBC-A, CBC, CBG. So sind sie in Kombination mit Cannabinoiden in der lange ihre Wirkung zu verbessern.

In diesem Sinne hat die Cannabis-Pflanze eine Serie von Behandlungsmöglichkeiten, die entweder terpenbasiert, cannabinoid-basiert oder auf einer Kombination beider basiert. Limonen helfen, Öle und andere Lipide aufzulösen, daher werden sie unter anderen für die Reduktion von Gewicht, Magen-Reflux und Sodbrennen verwendet.

Pinene: Dieses Terpen ist verantwortlich für den Geruch von Pflanzen wie Kiefer und Fichte. Es ist bekannt als Extorant, Bronchodilatator, Entzündungshemmer und Antiseptikum. Seit Tausenden von Jahren wurden Rosmarin und Salbei in der traditionellen Medizin verwendet, um das Gedächtnis zu verbessern.

Diese Funktion kann einigen der Effekte von THC entgegenwirken. Auf der Seite der chinesischen Medizin hat eine chinesische Studie von 2015 eine Antitumorwirkung von Pinene, auf menschliche Patienten getestet.

TERPENE UND IHRE WIRKUNG

	Myrcene	Limonen	Humulene	Pinene	Linalool	Caryophyllene
Siedepunkt	168° C	176° C	198° C	155° C	198° C	160° C
Aromen	Moschus, Nelke, Zitrus, herb	Zitrus, Zitrone, Orange	holzig, erdig	pikant, süss, Kiefer	Zitrus, blumig, würzig	Pfeffer, Holz, würzig
Wirkung	sedierend, entspannend, verstärkt den psychoaktiven Effekt von THC	stimmungsaufhellend, stressabbauend	unterdrückt den Appetit	erhöht die Merkfähigkeit und die Wachsamkeit	sedierend, entspannend	es sind keine körperlichen Auswirkungen bekannt
Kommt auch vor in	Mango, Thymian, Zitrusfrüchten, Zitronengras, Lorbeerblätter	Zitrusschalen, Wachholder, Pfefferminze	Koriander, Hopfen	Kiefernadeln, Nadelbäumen, Salbei	Lavendel, Zitrusfrüchten, Lorbeer, Birke, Rosenholz	Pfeffer, Nelke, Hopfen, Basilikum, Oregano
Medizinischer Nutzen	entzündungshemmend, keimreduzierend, pilzhemmend	Antidepressivum, angstlösend, pilzhemmend, reguliert die Magensäure	entzündungshemmend, keimreduzierend, schmerzlindernd	entzündungshemmend, erweitert die Bronchien (Asthma)	lindert Schlaflosigkeit, stressabbauend, Antidepressivum, angstlösend, schmerzlindernd, krampflösend	Antioxidationsmittel, lindert Schlaflosigkeit, entzündungshemmend, schmerzlindernd, krampflösend

Terpene und die Kombination mit Cannabinoiden

Diese Vielfalt von Komponenten in der Natur zeigt auch die Grenzen der Synthese der pharmazeutischen Industrie in Verbindung mit Cannabinoiden oder anderen Pflanzen, Terpene wirken unterschiedlich, ebenso wie reines synthetisiertes THC viel geringere Effekte ohne Terpene hat. Die Konzentration der Terpenen, die mit dem Geruchs der Pflanze zusammenhängen, bestimmt die Sorte des medizinischen Cannabis und die Art der Kultivierung.

Deshalb ist es sehr wichtig, die Sorten zu kennen, um das medizinische Cannabis zu wählen, das auf Ihre Bedürfnisse abgestimmt ist.

Auf der anderen Seite ist es wichtig, die Formen des Konsums von therapeutischem Cannabis zu beachten, da bestimmte Wege die Wirkung von Terpenen beeinflussen können.

Terpene - Wirkung und therapeutische Erfolge

Cannabis enthält eine unglaubliche Anzahl von Terpenen, die therapeutische Vorteile für den menschlichen Körper haben. Sie sind auch verantwortlich für die Gerüche, die wir mit Cannabis verbinden, aber auch für Gerüche andere Produkte unseres täglichen Lebens wie Heidelbeeren.

Der Geruch und der Geschmack von Cannabis und vielen anderen Produkten hängt von der Anwesenheit und dem Anteil der verschiedenen Terpene in aromatischen Pflanzen ab. Darüber hinaus haben sie therapeutische Effekte, die die Wirkung von Cannabinoiden verstärken.

Im Allgemeinen spielen Terpene eine wichtige Rolle bei der Behandlung von Schmerzen, Entzündungen, Depressionen, Angstzuständen, Sucht, Epilepsie, Krebs und Bakterien- und Pilzinfektionen.

Hier kommt ein führender Hersteller für hochwertige CBD Produkte und natürliche, hochkonzentrierte Terpene ins Spiel: die Firma **Xtract GmbH** in Hessen. Dort werden die Produkte aus eigener Hand produziert und mit ausgesuchten lokalen Ressourcen verbunden.

Das reichhaltige Sortiment dieses Anbieters beinhaltet nicht nur Pasten über reinste Kristalle und Isolate, sondern verfügt auch über hochwertige CBD-Öle.
Dieser zuverlässige Lieferant für feinste Extraktionen ist bestens zu Empfehlen und kann unter https://www.xtract.de besucht werden.

CBG - ein weiterer spezieller Baustein

CBG (Cannabigerol) ist ein Bestandteil der Cannabinoide, welche aus dem Hanfsamen extrahiert werden können. Es wird aus der CBG-Säure, dem CBGa gebildet. Aus CBG lässt sich im weiteren Bearbeitungsschritt das THC und das CBD entwickeln. Es kommt in jungen, nicht ausgereiften Hanf-Pflanzen besonders reichlich vor.

Bei der bisherigen Betrachtungsweise des Hanfs in Bezug seiner pharmazeutischen Wirksamkeit spielte das CBG bislang nur eine untergeordnete Rolle. Da es aber auf bestimmte Leiden besonders spezifisch wirksam sein kann (wie z.B. bei Augenleiden), rückt es gegenwärtig immer weiter in den Fokus.

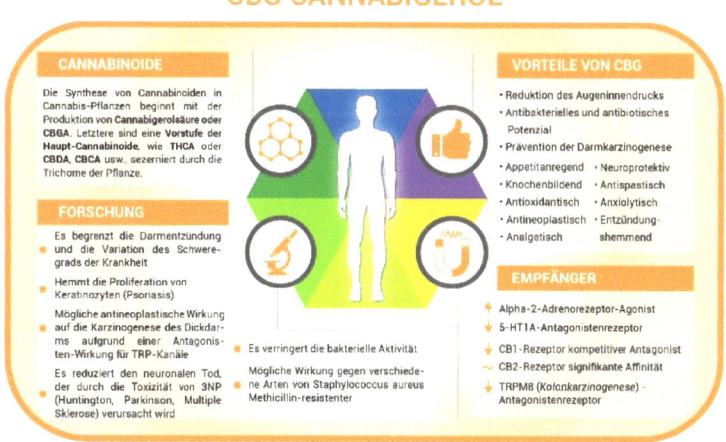

CBG vs CBD - die Unterschiede

CBG ist die Vorstufe von CBD. Das bedeutet, dass sich eine vormals hohe Konzentration von CBG unter dem Einfluss von Sonnenlicht, UV-Strahlung und Wärme während dem Trocknungsprozess in CBD umwandelt. In der Wirkungsweise unterscheiden sich die Stoffe nur in wenigen Punkten voneinander.

Diese geringen Unterschiede reichen aber aus, um zwei getrennte Forschungsfelder daraus entstehen zu lassen. Heute gehen die Vermutungen in Bezug auf CBG in die Richtung, dass es für Darmprobleme eine starke Wirkung hat.

Weiter scheint CBG eine gute Wirkung auf Augenprobleme zu besitzen. Der grüne Star, die berüchtigte Krankheit die zunächst zu den äußerst schmerzhaften Glaukom-Anfällen führen kann und schließlich sogar die Patienten erblinden lässt, scheint gut auf CBG anzusprechen.

Dieser Naturheilstoff reduziert den Augen-Innendruck und sorgt für einen Abfluss der Tränenflüssigkeit.

Heute züchten einige Hanfbauern ihre Pflanzen direkt auf die Gewinnung von möglichst viel CBG. Dazu wird die Pflanze recht jung geerntet, damit der CBG-Anteil höher ist.

Durch schonende Destillations-Verfahren wird die Umwandlung von CBG zu CBD verhindert, so dass nur der gewünschte Stoff übrig bleibt.

CBG - Wirkung und Anwendung

Wie bereits erwähnt, wird CBG vor allem bei Patienten mit Augenleiden gegenwärtig verstärkt angewendet. So ganz hat man die Wirkmechanismen rund um die Reduktion des Augeninnendrucks noch nicht erforscht, aber man kann sich durchaus auf den Grundsatz „Wer heilt hat recht" berufen. CBG ist völlig ungefährlich und macht nicht süchtig.

Für die Anwendung von CBG bieten sich die Verfahren Inhalation, Sublingual, Schlucken und Auftragen auf betroffene Stellen an.

Weitere Anwendungsgebiete mit CBG-Hanfölen sind:

1) CBG-Hanföl senkt den Blutzuckerspiegel – viele Studien haben dies gezeigt.
2) CBG-Hanföl lindert Ängste – es hilft Personen, die unter Angstzuständen leiden
3) CBG-Hanföl kann das Wachstum von Krebszellen hemmen
4) CBG-Hanföl hat keine psychoaktive Wirkung und ist für den Körper in jeder Hinsicht harmlos, solange

die therapeutisch empfohlenen Dosen eingehalten werden.

Wer sich informieren möchte, ist bei Firma **Geschenkideen Steigerwald** an der richtigen Adresse, da dort unter anderem hochwertige CBG-Produkte in Hanfsamen-Öl erhältlich sind.

Mit dem Slogan *"Gesund & Vital bis ins hohe Alter"* werden hervorragende CBD-Produkte angeboten. CBD-Kapseln, E-Liquide mit Geschmack und das biologische CBD-Öl mit Cannabidiol kombiniert mit hoher Produktqualität, Top Kundenservice und fairen Preise ist der Interessent in besten Händen.

Zusätzlich bietet die Firma Geschenkideen Steigerwald auf ihrem Onlineshop https://www.geschenkideen-steigerwald.de bestimmte Mengen- & Umsatzrabatte und Gutscheine für Neukunden an.

Cannabigerol gegen Schuppenflechte

CBG ist nicht psychoaktiv und unterliegt in Deutschland daher nicht dem Betäubungsmittelgesetz. Die aktuelle Wissenschaft sagt, dass CBG folgendermaßen wirken könnte:

- antibakteriell
- leicht antifungal
- Schmerzlindernd (mehr als THC)
- moderat antidepressiv
- antitumoral

CBG könnte deshalb auch als eine mögliche Behandlung bei Schuppenflechte dienen.

Hanföl kann Linderung bei Neurodermitis bringen – verantwortlich dafür ist die im Hanföl enthaltenen essentiellen Fettsäuren. Diese können oral eingenommen und auch auf die betroffenen Hautstellen aufgetragen werden.

Was ist eigentlich die Ursache von Neurodermitis?

Das ist bis heute nicht wirklich erforscht. Gewiss ist jedoch, dass die genetische Veranlagung vererbt werden kann. Durch einen genetischen Enzym-Defekt kommt es zu Stoffwechselstörungen, die einen Mangel essentieller Fettsäuren nach sich ziehen. Die Schutzbarriere der Haut wird geschwächt und es können Allergene und hautreizende Substanzen in die Haut eindringen. Dadurch entstehen Juckreiz und Schmerzen. Trockene Hautstellen und Entzündungen werden oft von Reizbarkeit, Stimmungsschwankungen und Unruhe begleitet.

Hanföl und vor allem die darin enthaltene Gamma-Linolensäure können bei Neurodermitis Linderung bringen. Hauttrockenheit und Juckreiz sind oft auf einen Mangel an Gamma-Linolensäure zurückzuführen. Die ungesättigten Fettsäuren in Hanföl helfen der Haut Feuchtigkeit zu binden und so kann Juckreiz gemindert werden. Die entzündungshemmende Wirkung wirkt sich positiv auf etwaige Entzündungen aus.

Erfahrungsberichte zeigen, dass Hanföl sowohl von innen als auch von außen erfolgreiche gegen Neurodermitis eingesetzt werden. So kann das Öl direkt auf die Haut aufgetragen werden, als Badezusatz ins Badewasser gegeben werden und oral eingenommen werden.

Was ist der Entourage-Effekt?

Obwohl sich die Naturheilpflanze Hanf aufgrund seiner vielseitigen und positiven Einsatzmöglichkeiten zurzeit immer größerer Beliebtheit bei Personen mit unterschiedlichen gesundheitlichen Problemen erfreut, wissen viele noch nicht, was das Einzigartige dieser Pflanze ausmacht und wie die CBD-Wirkung am besten entfaltet werden kann.

Durch die Einnahme von Cannabidiol werden unterschiedlichste Regionen des Körpers angesprochen und harmonisiert, sowie Enzymsysteme positiv beeinflusst. Dadurch können auch entzündungshemmende bzw. schmerzstillende Effekte erklärt werden. Besonders wichtig: CBD verringert die Nebenwirkungsrate bei der Einnahme verschiedener konventioneller Medikamente und fördert außerdem die Bakterienabwehr. Einzigartig werden CBD-Produkte durch den **Entourage-Effekt**.

Die Bezeichnung „Entourage-Effekt" stammt aus der Cannabis–Forschung und besagt, dass ein Pflanzenstoffgemisch eine höhere biologische Aktivität besitzt, als die isolierte Reinsubstanz selbst. Die Hanfpflanze besitzt eine Vielzahl von Phytocannabinoiden und Terpenen was beim sogenannten Entourage- oder Synergie-Effekt eine entscheidende Rolle spielt. Durch die Kombination verschiedener Cannabinoide mit Terpenen wird eine optimierte Wirkung erzielt, wodurch die Zufuhr von

Cannabidiol in bereits moderaten Dosierungen herausragende gesundheitliche Ergebnisse erzielt. Diese Wirkungsverstärkung kann schon durch den Erhalt gewisser Pflanzenstoffe, insbesondere der Terpene und weiterer Phytocannabinoide, erreicht werden.

Die Herausforderung bei der CBD-Produktion ist es spezielle Extrakte herzustellen:

- die ausreichend Terpene zwecks Entourage-Effekt enthalten
- wo das Cannabidiol vollständig decarboxyliert in seiner aktiven Wirkform (CBD) vorliegt
- die 100% frei von THC sind. Ein geringer THC-Gehalt von mehr als 0,2% in Produkten kann nach der aktuellen Rechtslage bereits problematisch sein.

Und hier an dieser Stelle kommt die Firma **GreenSnake liquid hemp GmbH** ins Spiel, die mit einem weltweit völlig neuem Press-Verfahren einzigartige Hanf-Produkte auf dem Markt anbietet.

Hanf Natursaft und Hanf Püree

Mit einem GreenSnake® Natursaft und einem GreenSnake® Hanf Püree wird es dem Konsumenten möglich, den gesamten Nährstoffgehalt und alle vorhandenen Cannabinoide der grünen Hanfpflanze als Lebensmittel zu sich zu nehmen.

Durch eine schonende Verarbeitung werden die natürlichen Inhaltsstoffe erhalten, wie Terpene (Bitterstoffe), Polyphenole, Chlorophyll, Omega Fettsäuren, alle essentiellen Proteine, Vitamine, Mineralien und Spurenelemente, sekundäre Pflanzenstoffe. All diese Inhaltsstoffe sorgen unter anderem für ein abwechslungsreiches und gesundes Darmbiotop.

Die hohe Qualität aller Produkte der Firma **GreenSnake liquid hemp GmbH** ist kontrolliert und wird durch das Qualitätssiegel GreenSnake® mit international eingetragener Marke garantiert.

Ein Besuch auf dem Onlineshop https://www.green-snake.de ist in jedem Fall empfehlenswert.

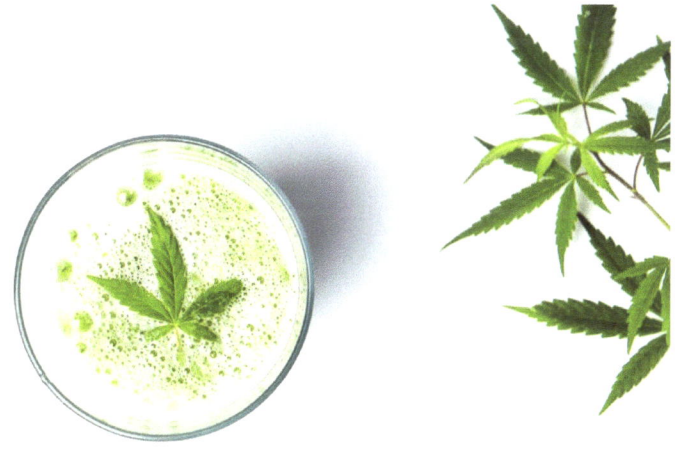

Hier sehen Sie im folgenden Chart die visuelle Darstellung und das Zusammenspiel von wichtigen Cannabinoiden des Entourage-Effekts.

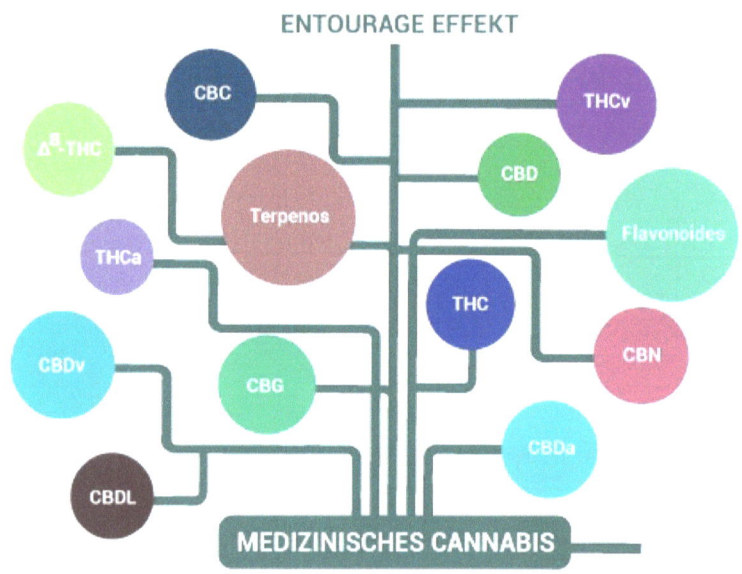

Etliche Experten sind auch der Meinung, dass der Entourage-Effekt der Hauptfokus für medizinisches Cannabis in der Zukunft sein wird. Warum? Wie gesagt, die Kombination der verschiedenen Elemente in der Cannabis Pflanze sind effektiver, als nur Cannabinoide.

Hanftee-Rezepte – Fett ist der Schlüssel

Natürlich kann man Hanftee auch einfach in Wasser aufkochen. Jedoch verpasst man damit das Beste an diesem Naturheilmittel: Die Wirkung des CBDs. Der Trick beim CBD besteht darin, dass es eine fettlösliche Substanz ist. Um Cannabinoide von der Pflanze zu lösen, wird CBD in der Verkaufsform als Öl angeboten. Das Öl bzw. das Fett ist erforderlich, damit das CBD im Körper wirken kann. Ohne Fettzugaben passiert das CBD den Verdauungstrakt und wird praktisch unverarbeitet wieder ausgeschieden.

Testen Sie doch mal die Zutat Milch. Die bringt zusammen mit echtem Honig einen tollen **Hanf-Tee-Latte**, der Ihnen eine Geschmacksexplosion vom Feinsten beschert. Dieses und noch weitere leckere Hanf-Tee-Rezepte wurden bei der Firma **Mrs. Hanf** entdeckt.

Auf der Website https://www.mrs-hanf.de finden Sie nicht nur eine von vielen Schritt-für-Schritt-Anleitungen mit feinsten Hanf-Zutaten, sondern auch einen 3,3% Hanftee. Hierbei handelt es sich um die polnische Hanfsorte Tygra (PL893), die sich mit einem hervorragendem buntem Aroma und einem perfekt ausgewogenen Cannabinoid Anteil mit besonderer Wirkung abhebt. Hier wird nur der obere

Teil der Pflanze handgepflückt und zu Tee verarbeitet. Ein echtes 100% Premium Produkt, das sehr zu empfehlen ist.

Weitere Produkte wie natürliche CBD-Öle und feinste Schokoladen sind bei **Mrs. Hanf** genauso zu finden, wie eine sichere Abwicklung und schnelle Belieferung an den Kunden.

CBD-Blüten und Aromen

Ein weiterer Bestandteil des Hanfgewächs sind Blüten, aus denen auch feine CBD Aromen gewonnen werden. Diese stammen von indoor oder auch outdoor hergestellte CBD-reiche Hanfblüten.

Die Hanfblüten zeichnen sich meist durch ihr leicht süßes Aroma und einen sorgfältigen und völlig natürlichen Produktionsprozess aus. CBD Blüten sind hergestellte und von Hand geerntete CBD-reiche Hanfblüten. Der durchschnittliche CBD-Gehalt kann unterschiedlich ausfallen, gewöhnlich jedoch zwischen 3-6% und der THC-Gehalt liegt bei unter 0,2%, so wie es die EU-Richtlinien vorgeben.

Die Pflanzen werden in der Regel behutsam gezüchtet und man sollte beim Kauf darauf achten, dass die Hanf-Pflanzen und die daraus resultierende Ware frei von jeglichen Pestiziden und Herbiziden sind.

Ein bekannter CBD-Anbieter ist die Firma **Tom Hemp's** aus Berlin, bei dem diese hochwertigen Blüten und Aromastoffe angeboten werden. Sie sind reich an CBDa und CBD und überzeugen mit ihrem einzigartigen Aroma. Hierbei handelt es sich um EU-zertifizierte Nutzhanfsorten.

Weiter werden auch die weniger bekannten CBD Pollinate angeboten, welches sich um ein CBD-reiches Extrakt (gepresste Cannabis-Pollen) mit herausragenden Eigenschaften handelt.

Auf dem Onlineshop https://www.tomhemps.com findet man eine Vielzahl von weiteren CBD-Produkten wie Öle, Vaporizer und sogar CBD Gummibärchen für alle, die Süßes mit dem Gesundem verbinden wollen.

Auch hier gilt unser Fazit: CBD kann eine entspannende und beruhigende Wirkung auf den Organismus haben und in vielen Fällen unterstützend wirken.

CBD für Tiere

Von der CBD-Öl Einnahme profitieren nicht nur Menschen, sondern ebenso Pferde, Katzen und Hunde. Eine prima Nachricht für Ihr Haustier.

Wir Menschen sind nicht die einzigen Lebewesen, die durch den nicht-psychoaktiven Wirkstoff CBD eine höhere Lebensqualität erleben. Viele weitere Lebewesen wie Fische, Säugetiere, Weichtiere etc. haben wie wir ein Endocannabinoid- Nervensystem, deren Lebensstandard mit dem speziellen CBD-Produkte für Tiere optimiert werden kann.

Welche Funktionsweise hat CBD bei Tieren

Die Wirkung ist einfach ausgedrückt, wie bei uns Menschen identisch. CB1 und CB2 Rezeptoren, des Endocannabinoid-Systems, welches sich im gesamten Organismus befindet, in den Organen, der Haut, den Muskeln und Geweben, werden durch die Cannabinoide angeregt und koppeln sich an die Rezeptoren. Somit kommt es zur körpereigenen Aktivierung des Cannabinoid-Systems. Dessen Aufgabe es ist, den Organismus im Gleichgewicht zu halten und zu regulieren. Befindet sich das Tier z. B. in einer Stresslage, verspürt Schmerzen oder Angst, wird es durch die Einnahme des CBD-Öls ruhiger, das Öl entfaltet seine Wirkung wie beim Menschen. Das Tier wird entspannt, locker und ruhig.

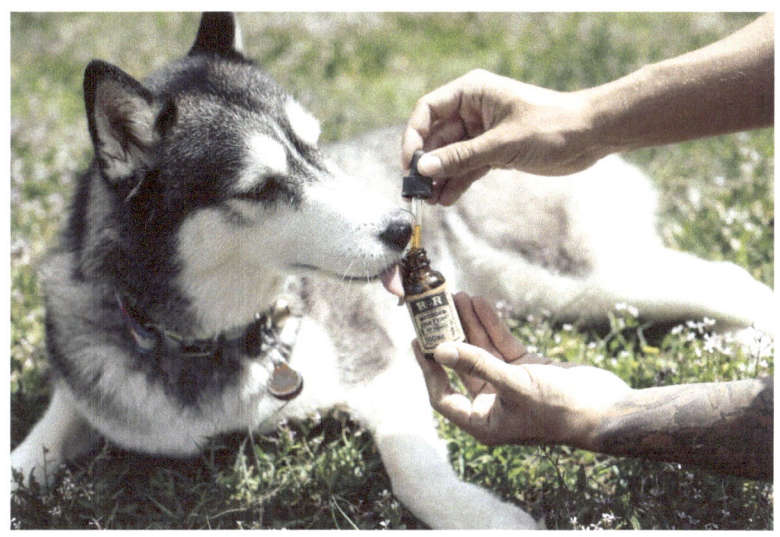

Zwar produziert der Körper auch unterstützend eigene Cannabinoide, jedoch wirkt das CBD der Cannabispflanze hilfreich dazu, sofern körpereigene nicht ausreichen, das Endocannabinoid-Systems (ESC) in seiner Funktion zu unterstützen, damit es zu verbesserten Körperfunktionen kommt.

Wie bei uns Menschen, wird das Tier entspannter und lockerer, die Balance ist wiederhergestellt. Studien auf der ganzen Welt bewiesen, das unter anderem CBD-Öl, welches an Tieren getestet wurde, zu hervorragenden Ergebnissen geführt haben, ganz besonders dann, wenn das Cannabis Öl für Haustiere wie Katzen, Hunde und Pferde als Unterstützung zur herkömmlichen, medizinischen Versorgung eingenommen wurde.

Eine absolute Neuheit bietet im Bereich CBD für Tiere die Firmengründerin **Ulrike Baumgartner** von **CBD24**. Sie ist mit Herz und Seele selbständiger Vertriebspartner im Gesundheitsnetzwerk von Natura Vitalis.

Über den Onlineshop https://www.cbd24-naturavitalis.de werden exklusive Tiernahungsprodukte wie Hundekekse und Pferdepellets angeboten.

Feine CBD-Leckerli-Kekse wird Ihr Hund besonders mögen, weil sie als Ergänzungsfutter jeweils neben schmackhaften Entenfleisch und dem Vitalstoff-Füllhorn Amaranth auch noch zusätzlich Hanfblütenpulver mit einem natürlichen Gehalt von 2,5% hochwirksames CBD enthalten. Jeder einzelne Keks wurde sogar „handmade", also mit viel Liebe handgefertigt.

Aber auch bei den neuen „CBD-Pferde-Pellets" bietet Natura Vitalis erstmalig ein einzigartiges und aus EU-zertifiziertem Nutzhanf (Cannabis Sativa L) hergestelltes Einzelfuttermittel an. Nicht ohne Grund setzen deshalb auch immer mehr Tierärzte im Rahmen der Ernährungsberatung gerne auf die Unterstützung durch die Natur, um die Gesundheit und Lebensqualität unserer Tiere zu erhalten.

Um Cannabis Sativa mit dem wertvollen Inhaltsstoff CBD den Pferden auf einfache und effektive Art und Weise zukommen zu lassen, wurde lt. Natura Vitalis extra mit Tierärzten dieses neuartige Produkt „CBD Pferde Pellets" auf dem Markt entwickelt.

Natura Vitalis wurde als „Best CBD Supplements Manufacturer – Europe" für 2019 der unabhängigen Informationsplattform Global Health & Pharma ausgezeichnet.

Ein Besuch bei **CBD24** für Tierfreunde lohnt sich auf alle Fälle.

CBD-Öl für Tiere – Wirkung und Nebenwirkungen für Haustiere

Alle Tiere profitieren von der Einnahme des CBD-Öls und gewinnen somit für sich einen positiven, gesundheitlichen Nutzen. Das Tier muss dazu weder psychische noch körperliche Erkrankungen haben. Nachfolgend eine kleine Übersicht, welche Ergebnisse die Einnahme von CBD-Öl bei Ihrem Haustier haben könnte:

- entspannter und ruhiger Zustand
- wertvolle Unterstützung vor dem Ableben bedingt durch Alter oder Krankheit
- Stress und Angst werden minimiert
- Linderung von chronischen Schmerzen

- Optimierung von neurologischen Funktionen
- das Tier wird agiler und ist in seiner Lebensweise weniger eingeschränkt
- wirkt unterstützend für eine gesunde Verdauung
- das Immunsystem wird gestärkt

Bei welchen Beschwerden hilft CBD-Öl für Hunde, Katzen und Pferde

Für jeden Hunde-, Katzen- oder Pferdeliebhaber gibt es nichts Schlimmeres, als sein geliebtes Tier wegen Schmerzen oder Angst auf lange Zeit leiden zu sehen. Viele Tiere haben sicher auch psychische Probleme oder Verhaltensauffälligkeiten, wobei CBD-Öl eine wirksame Unterstützung sein kann. Doch nicht nur verhaltensgestörten Tieren wird damit geholfen, auch bei vielen anderen Krankheitsbildern ist CBD-Öl für Tiere die ideale Ergänzung. Hierbei kann es verabreicht werden:

- Stresszustände (z. B. das Tier ist ungern allein)
- infektiöse Wunden, Schmerzen
- ideal bei Wundheilung
- zur Linderung altersbedingter Symptome
- Störungen des Verdauungstrakts, Übelkeit
- Epilepsie-Anfällen, Krebserkrankungen
- psychosomatischen Störungen

Alternative für Ihr Haustier – Bio-Hanfsamen Öl

Wem reguläres CBD-Öl zu teuer ist, verwendet Bio-Hanfsamen Öl. Dieses Öl ist etwas günstiger im Einkauf, besitzt viele Antioxidantien und wertvolle B und E-Vitamine. Dazu gesunde essenzielle Fettsäuren in einem sehr guten Verhältnis. Aminosäuren und Gamma Linolensäure, kurz GLA. Diese Säure wirkt speziell gegen Entzündungen und reguliert den Hormonhaushalt. Aus kosmetischer Sicht hat Bio-Hanfsamen Öl einen ebenso guten Stellenwert, es führt zur Verbesserung der Haar-, Fell- und Nagelqualität beim Tier.

CBD-Öl, welches mit Hanf- oder Olivenöl als Basis Öl produziert wird, ist am wertvollsten und erzielt die besten Ergebnisse. Optimal wirkt es bei Hautausschlägen, Haarausfall, schlimmen Juckreiz und Schuppen. Probieren Sie es aus, Sie werden sehen, dass Ihr Haustier, ein weitaus glänzenderes Fell bekommt und allgemein von einer besseren Gesundheit profitiert.

Für Haustiere ist CBD-Öl kein Allheilmittel

Als alleinstehendes Heilmittel ist CBD-Öl für Tiere nicht anzusehen, sondern eher als positiver Zusatzstoff für eine ausgewogene und perfekt harmonierende Tierpflege. Sicherlich führt die Einnahme des Öls zur Linderung bestimmter, körperlicher Symptome und Schmerzen, auch zu verbesserten Organfunktionen, kann aber sicher nicht für alle Krankheiten eingesetzt werden. Empfehlenswert ist in jedem Fall der Rat Ihres Tierarztes, um die Anwendung des Öls zu besprechen, zudem sollten Sie niemals Medikamente mit CBD ohne Anraten Ihres Arztes absetzen.

Welche Nebenwirkungen von CBD-Öl treten auf bei Hunden, Katzen, Pferden?

Bis heute gibt es keine größeren Nebenwirkungen des CBD-Öls. Auch Unverträglichkeiten mit anderen Medikamenten bzw. Nahrungsergänzungsmitteln sind weitestgehend unbekannt. Nimmt man das Öl jedoch zu häufig ein, kann es zu folgenden Problemen kommen:
- trockener Mund
- Müdigkeit, Abgeschlagenheit
- Abfall des Blutdrucks
- Verdauungsprobleme wie Durchfall

Gut zu wissen: CBD-Öl für Tiere enthält kein THC, bzw. nur einen geringen Anteil unter 0,2 %. Sie brauchen sich daher keine Sorgen machen, dass Ihr Haustier „übermütig oder high" wird.

Wie erfolgen Dosierung und Anwendung des CBD-Öls für Tiere

Erfolgt die Einnahme als Nahrungsergänzungsmittel, reicht ein CBD Gehalt von 1 % aus. Ist das Tier von einer schweren Krankheit betroffen, gibt man über den Tag verteilt mehrmals einige Tropfen.

Bei Tieren kommt es speziell auf das Gewicht an, je mehr es wiegt, umso höher die Dosis. Doch auch bei den Tieren sollte man mit wenig beginnen und sich langsam steigern, bis man den gewollten Effekt spürt.

Im Normalfall gibt man dem Tier einmal am Tag die Tropfen, verspürt es große Schmerzen, 2- bis 3-mal täglich. CBD-Öl wird einfach mit dem Futter vermischt.

Dosierungsbeispiel:

Starten Sie mit einer geringen Menge. Tag 1 entspricht 1 Tropfen, Tag 2 entspricht 2 Tropfen usw., probieren und warten Sie die Wirkung bei Ihrem Tier ab, geben ihm nur so viel wie nötig. Bei Hunden reichen 2 Tropfen bei einem maximalen Gewicht von ca. 5 - 6 kg. 3 Tropfen sollte man bei diesem Körpergewicht nicht geben. Doch wie bei uns Menschen reagiert auch jedes Tier anders auf die Dosierungsmenge. Bedenken sollte man stets, dass „mehr nicht unbedingt mehr" ausmacht. Es wirkt damit keinesfalls effektiver. CBD entfaltet seine Wirkung schon in ganz geringen Mengen. Die Anwendung bei Tieren sollte Minimum 21 Tage erfolgen, da sich die Verdauung an die Umstellung gewöhnen muss. Nach ca. 3 - 4 Monaten sollte eine Einnahmepause erfolgen.

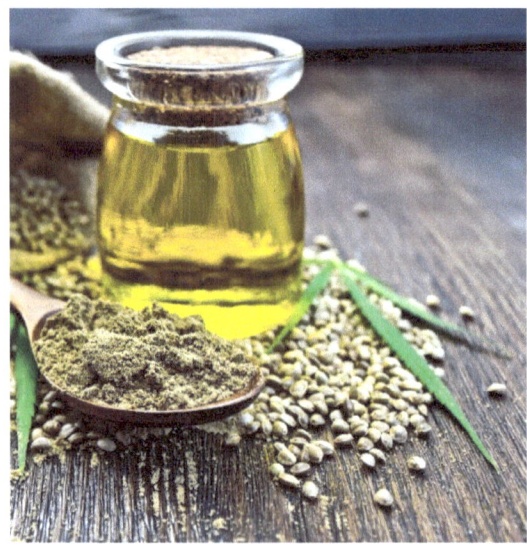

CBD Kosmetik

Im Kosmetikbereich, was bewirkt die äußerliche Anwendung

Für die Schönheit ist Cannabidiol ein tolles Geheimrezept. Es gibt nicht mehr nur CBD-Öl zur inneren Anwendung, nein CBD findet man heute häufig in Kosmetikartikeln für die Haut in Form von Cremes oder Salben. Mit Erfolg wird CBD als Kortison zudem als freies bzw. neutrales Mittel gegen Neurodermitis eingesetzt. Doch hilft es auch bei einem unreinen Hautbild oder sehr fettiger, öliger Haut?

Herstellung von CBD-Salben & Hanfpflege Artikeln, was muss beim Kauf beachtet werden

Beim Kauf von CBD Salben gilt es auf gute Qualität achten, denn man erhofft sich ja ein sehr gutes Ergebnis nach der Anwendung. Zur Herstellung von CBD Kosmetikartikeln kommt nur fettlösliches CBD zum Einsatz, da dies von der Substanz her perfekt in Cremes und Salben verarbeitet werden kann. Die Gesamtheit der Inhaltsstoffe ist in ihrer Eigenschaft und Wirkung extrem von Bedeutung. Die Salbe ist umso höherwertig, je mehr CBD enthalten ist, die

Konzentration des CBD ist für ein perfektes Ergebnis entscheidend.

Wie wendet man CBD an und bei welchen Problemen hilft es?

In erster Linie lindert CBD Probleme der Haut, wirkt aber ebenso beruhigend bei Verspannungen und Krämpfen. Bei unreiner Haut, Entzündungen oder gar Neurodermitis spüren Betroffene sehr schnell Linderung der Beschwerden, zugleich einen hohen pflegenden Effekt. CBD Cremes werden gekühlt oder gewärmt angewendet. Daher wirken sie zudem auch sehr gut bei Muskel- und Gelenkschmerzen. Erfolgt die Anwendung korrekt, entfalten die Inhaltsstoffe schnell und in hohem Maße ihre Wirkung.

CBD Produkte werden stets kühl gelagert und sind weder direkter Sonneneinstrahlung noch permanentem Licht ausgesetzt. Helligkeit macht die wirkungsvollen Inhaltsstoffe schnell unbrauchbar, sodass die Salbe ihre Wirkung nicht mehr entfalten kann. Bienenwachs ist ein ähnlicher Inhaltsstoff, der sich bei zu hoher Lichteinwirkung allmählich zersetzt und nicht mehr wirkt. Je nach Hautbild, wird die Salbe mehrmals täglich aufgetragen, ist die Haut sehr trocken und bereits rissig, die Creme dick auftragen und für einen Moment einziehen lassen, damit auch die unteren Hautschichten behandelt werden können, im Anschluss leicht einmassieren.

Vor der Anwendung betroffene Hautstellen mit klarem, warmem Wasser, ohne Seife reinigen.

Besonders bei Hautausschlägen oder Neurodermitis. Andernfalls nehmen Fettpartikel Schmutz und Staub auf und dringen in die eh schon wunden Hautstellen ein.
<u>Tipp:</u> Vor dem Auftragen gründlich säubern, eine gute Hauthygiene ist für die Anwendung mit CBD Produkten von Vorteil. Spezielle Hand- und Tagescremes ziehen zudem sehr schnell ein und fetten nicht.

Für wen ist CBD Kosmetik geeignet

Körperlotionen, Gelees und Cremes, in denen Cannabidiol enthalten ist, können täglich angewendet werden, je nach Hauttyp und Verträglichkeit auch mehrmals am Tag. Selbst bei einem sehr feinen und unauffälligen Hautbild steht der Anwendung von CBD Produkten nichts im Wege. Besonders im Anti-Aging Bereich liegt Cannabidiol aktuell hoch im Trend. Anti-Aging Pflegeprodukte mit dem Inhaltsstoff Cannabidiol, sind zwar teuer, aber erzielen auch einen wunderbar pflegenden Effekt. Vorbeugend und speziell bei trockener Haut entfalten CBD Pflegeprodukte ihre Wirkung.

Im Winter, wenn es kalt und windig ist, die Haut trocken und gerötet, dazu juckt sie vielleicht noch, wirken Kosmetikprodukte mit CBD wie ein kleines Wunder und regenerieren die Haut sehr schnell. Auch im Sommer, wenn die Haut rasch austrocknet, sind CBD Salben zu empfehlen. Fazit: CBD Kosmetik ist für das ganze Jahr ideal, damit die Haut nicht zu schnell altert und frisch aussieht. Selbst bei allergischen Reaktionen und heftigen Ausschlägen wie Rosacea, einer chronischen Hauterkrankung im Gesicht, sind Cremes CBD eine gute Alternative zur Linderung.

Bei unreiner und sehr talghaltiger Haut wirken CBD Salben extrem gut und helfen dem Hautbild sich zu regenerieren. Grund dafür ist, dass das CBD die Talgproduktion unserer Haut reguliert. CBD im Kosmetikbereich ist einzigartig, denn es ist ein Natur-eigener Wirkstoff, der zu sehr frischen und gesunden Hautbildern verhilft, ohne die Haut zu reizen. Die Salbe wird stets dünn aufgetragen, um ein Verstopfen der Talgdrüsen zu vermeiden. CBD Produkte finden bei geröteter empfindlicher sowie gereizter Haut Anwendung und versorgen diese mit essentiellen Nährstoffen. Die Haut sieht dabei immer frisch und sauber aus und ist vor dem Austrocknen geschützt.

Im Bereich der CBD Kosmetikwelt ist die Firmengründerin **Ulrike Baumgartner** von **CBD24** mit an vorderster Stelle. Sie ist mit Herz und Seele selbständiger Vertriebspartner im Gesundheitsnetzwerk von Natura Vitalis.

Über den Onlineshop https://www.cbd24-naturavitalis.de werden exklusive CBD-Kosmetika angeboten.

Unter dem Produktnamen "Goddess" (Göttin) bietet Natura Vitalis eine neue Hautpflege-Kollektion mit CBD. Basierend auf den neuesten, wissenschaftlichen Erkenntnissen der Anti-Aging-Forschung, sind bahnbrechende und noble Formeln mit wertvollen Inhaltsstoffen entstanden. Die exzellente Symphonie der Natur erheben jedes einzelne Produkt zu einer Kunstform, die für eine Verschmelzung von unglaublicher Wirkung und magischen Erlebnissen sorgt. Gleichzeitig führen edle Natursubstanzen wie beispielsweise Mango- und Kakaobutter, Kokos- Traubenkern- und Mandelöl und das bahnbrechende CBD mit dem gesamten Spektrum aller weiteren Cannabinoide aus der Cannabispflanze, den Hautstellen (z.B. Lippen) großzügig Feuchtigkeit zu und revitalisieren sie.

Die Firma **CBD24** bietet auch eine Reihe von hochwertigen Kosmetikprodukten an wie zum Beispiel CBD-Gesichts- & Fußcremen, CBD-Hautpflegeprodukte und weitere "high end cosmetics" an. Natura Vitalis wurde als „Best CBD Supplements Manufacturer – Europe" für 2019 der unabhängigen Informationsplattform Global Health & Pharma ausgezeichnet.

Erwähnenswert ist auch, das alle Kosmetikartikel nach dem GMP Standards (Good Manufacturing Practice = gute Herstellungspraxis) produziert worden sind, d.h. ohne Gentechnik, ohne Parabene und ohne Tierversuche.

Fazit: Sehr empfehlenswert mit hervorragenden naturbelassenen CBD-Produkten.

Kosmetische Nebenwirkungen gibt es bis heute nicht. Kommt es vereinzelt zu Reaktionen allergischer Art, liegt dies oft nicht am Inhaltsstoff CBD selbst, sondern an anderen Wirkstoffen der Pflegeprodukte. Bislang gibt es nur Erfahrungsberichte von Kunden durchweg positiver Art. Dadurch, dass sie auch gegen Falten helfen, werden diese Produkte prima weiterempfohlen.

CBD Kosmetik Produkte haben allgemein eine beruhigende und entspannende Wirkung auf die Haut, zudem wirken sie regenerativ und fördern die Zellneubildung. Menschen, mit einem unreinen Hautbild, zu schnell alternder Haut oder zu früher Faltenbildung, profitieren von CBD Produkten und deren indirektem Anti-Aging Effekt.

Jeder, der es bereits probiert hat, weiß vom positiven Effekt eines gesunden, strahlenden Hautbildes. Besonders gefragt sind Bioprodukte, CBD Kosmetikartikel auf Basis von Bio Naturkosmetik, hierbei ist nur wichtig darauf zu achten, dass diese Qualitätssiegel und eine Zertifizierung besitzen.

Nie wieder Ein- und Tiefschlafprobleme

CBD Tropfen und ihre Wirkung

Warum können wir des Nachts nicht schlafen – Probleme beim Schlafen wirken sich negativ auf unser Leben und unsere Umwelt aus. Wer mit beiden Beinen im Berufsleben steht, Familie hat, vielleicht noch der ein oder anderen Nebenbeschäftigung nachgeht, und dann noch zu wenig Schlaf bekommt, macht unwiderruflich Fehler auf der Arbeit. Ob im Büro oder in der Praxis, Fehler können schwerwiegend sein, zu Verletzungen führen und letztendlich die Kündigung zur Folge haben.

Aus diesem Grund ist ausreichend Schlaf mit langen und tiefen Schlafphasen unabdingbar, um nach einem anstrengenden Tag verbrauchte Akkus neu aufzuladen. Immer häufiger sind wir psychischen Mehrbelastungen ausgesetzt, müssen Höchstleistungen erbringen und Erfolge im Job vorweisen. Heutzutage ein Aspekt, der in vielen Firmen von Mitarbeitern verlangt wird. Stress auf der Arbeit, Hektik zu Hause, am Ende des Tages liegt man müde im Bett, ohne einschlafen zu können, da die Belastungen des Tages überwiegen und zum Nachdenken, statt zum Schlafen anregen. Hat sich der Körper erst einmal daran gewöhnt, ohne Schlaf auszukommen und tagsüber mit halbvollem Akku Leistung zu erbringen, manifestiert sich dies schnell im Körper und ist schwierig wieder in den Griff zu bekommen. CBD Tropfen helfen, das gewohnte Schlafverhalten wieder in Balance zu halten.

Wie wäre es denn, morgens mit einer feinen Tasse Filterkaffee mit Hanfsamen oder doch lieber eine Schüssel Bio-Hanf-Naturmüsli in den Tag zu starten? Der Laden namens "**HANF der etwas andere Bioladen**" in München ist ein exzellenter Ort, um auf Entdeckungsreise gehen zu können.

Seit der Eröffnung im Mai 2017 ist die Hanf-Produktpalette kontinuierlich gewachsen und beträgt heute rund 400 Artikel. Neben Kleidung sind vor allem Lebensmittel CBD-Produkte und Drogerieartikel ein wichtiges Warensortiment. Aber auch leckere Pasta-Soßen, zubereitet mit Cannabismehl, dazu Steinpilz-Hanf-Pesto als warme Mahlzeit oder zum Feierabend ein Hanfblütenbier sind beliebte Feinschmecker-Artikel für alle Hanf-Freunde.

Mittlerweile wurden 7 weitere Hauptgeschäfte in Bayern eröffnet, mitunter auch in Rosenheim, Augsburg und Baldham. Ein Besuch auf dem Onlineshop https://hanf-bioladen.de/ ist genauso interessant wie ein realer Besuch vor Ort in einem dieser erlebnisreichen Betriebe von **HANF der etwas andere Bioladen.**

Schlafstörungen – wodurch werden sie verursacht?

äußere Einflüsse:	Wetter, Alkohol, Drogen, Medizin, Lärm, grelles Licht
psychische Faktoren:	Familiensituationen, Stress im Job, Beziehungsprobleme
physiologische Tatsachen:	Schmerzen chronischer Art, Hormonstörungen

Selbstmedikation, Gefahren und Nebenwirkungen

Zwischen 70 und 90 % sehen sich in dieser Lage. Sind betroffen, fühlen sich schlecht, nehmen nur noch sporadisch am Leben teil. Grund ist, dass Schlaf fehlt und deshalb jeder Zweite zur Chemiekeule greift, um wenigstens mit Gewalt ein paar Stunden Schlaf zu bekommen.

Diese Mittel, sind meist synthetisch und dahingehend alarmierend, da sie am Morgen den Gang aus dem Bett erschweren, man sich wie benommen fühlt, der Tagesablauf nicht wie gewohnt leistungsstark und voller Motivation möglich ist. Nimmt man zudem mehrmals und regelmäßig chemische Schlafmittel ein, wird man abhängig, kommt nur schwer davon los und hat zudem mit gravierenden Nebenwirkungen zu kämpfen.

Neben Baldrian & Co. sind CBD Tropfen eine natürliche Alternative

Um Schlafprobleme auf einfache und ganz natürliche Art und Weise in den Griff zu bekommen, ohne Angst davor haben zu müssen, psychisch abhängig davon zu werden, empfehlen wir CBD Tropfen, als natürliches Mittel und gesunde Alternative.

Wirkungsweise: CBD Tropfen auf den Schlaf – sind Tiefschlafphasen wichtig?

Um maximale Leistung zu erbringen und einen ganzen Tag voll aufnahmefähig zu sein, brauchen wir Tiefschlafphasen, der sogenannte (REM-Schlaf). In dieser Phase regeneriert und repariert sich der Organismus vom gestressten Tag. Ganz besonders im Winter ist diese Phase der Regeneration wichtig, da der Organismus zusätzlich vor Krankheiten geschützt wird. Wer gesund und ausreichend schläft, beeinflusst nicht nur positiv sein Immunsystem, sondern steigert dazu seine Lebensqualität erheblich.

In jeder Tiefschlafphase wird nicht nur dafür gesorgt, dass die Akkus wieder aufgeladen, sondern auch Dinge verarbeitet werden, die man tagsüber erlebt hat. Dies durch chemische Medikamente, die daran hindern, den Körper selbständig regenerieren zu lassen, zu unterdrücken ist für Betroffene nicht von Vorteil.

Probieren Sie CBD Tropfen, Sie werden merken, welch gute und schnell wirkende Alternative sie sind. Neben vielen gesundheitsfördernden Eigenschaften, wirkt sich CBD-Öl nicht negativ auf die Psyche aus oder beeinflusst sie.

Einschlafen, durchschlafen und mit CBD erholt in den Tag

Was spricht für die Einnahme von CBD-Tropfen? Nichts, wie bereits mehrfach beschrieben, sie ist frei von schädlichen Nebenwirkungen, dazu gesund und sehr wirkungsvoll. Cannabidiol Öl hilft Stress abzubauen, An- und Verspannungen zu lockern, allgemeinen Ärger und Hektik zu minimieren, somit lockerer durchs Leben zu gehen.

In Bezug auf das Schlafverhalten, trägt es dazu bei, sich weniger im Bett hin und her zu wälzen, sich ständig den gleichen Gedanken zu widmen, über Dinge nachzudenken, die den Tag negativ beeinflusst haben, und die Einschlafzeit damit immens verkürzen.

CBD (Cannabidiol) trägt zur Optimierung des Schlafes bei, fördert Tiefschlafphasen und somit die gesamte Schlafzeit. Am Morgen danach steht man normal auf, ohne das Gefühl zu haben, lange Zeit schlaftrunken oder benommen zu sein. Im Gegensatz zu chemischen Schlafmedikamenten, wirkt CBD nicht als Betäubungsmittel, ist aber ein Auslöser für das Endocannabinoid-System.

Wer darf CBD einnehmen und ab wann tritt die Wirkung ein?

Allgemein ist CBD-Öl eine sehr gute natürliche Alternative für alle Menschen, die gesundheitsbewusst leben und sich nicht mit Chemie vollpumpen möchten. Für diejenigen, die Ihren Tag gesund und gestärkt beginnen wollen, und nicht wie gerädert von der Nacht in den Tag starten möchten, sind CBD Tropfen ideal.

Ihre Wirkung entfaltet sich rasch, wenn man durch stressbedingte Situationen im Job oder der Familie keine Ruhe findet, sich aber dennoch auf natürliche Art entspannen möchte. Sie stillen den Schmerz, beruhigen und fahren den Körper herunter. Sowohl bei chronischen Schmerzen als auch bei solchen, die einem den Schlaf rauben, wirkt Cannabidiol hervorragend und vor allen Dingen schnell.

Fazit: Wir können hochwertige CBD-Produkte nur empfehlen!

Abnehmen mit CBD-Produkten - Hanfproteine

Mit Hanf abnehmen: 4 Effekte für eine schlanke Figur

Wie der ein oder andere schon weiß, kann Hanfkonsum hungrig machen. Also wie bitteschön soll dann mit Hanf abgenommen werden?

Hanf-Lebensmittel sind kalorienarm, reich an wertvollem Eiweiß und halten lange satt. Zudem können die Cannabis-Erzeugnisse aus den Blüten bei der Gewichtsreduktion helfen.

Folgende Inhaltsstoffe beinhaltet Cannabis:

1. Cannabinoide
2. Protein
3. Wertvolle Vitamine, Mineralstoffe und sekundäre Pflanzenstoffe
4. Ballaststoffe

Welche Stoffe helfen beim Abnehmen mit Hanf?

Die bekannten 4 Inhaltsstoffe der Hanfpflanze helfen beim Abnehmen:

1. Cannabinoide

Zwei in Hanf enthaltene Cannabinoide namens Tetrahydrocannabivarin (THCV) und Cannabidiol (CBD) sind maßgeblich für einen **positiven Effekt beim Abnehmen** verantwortlich. Dies liegt vor allem daran, dass diese Wirkstoffe eine appetithemmende Wirkung entfalten können. Tierversuche haben gezeigt, dass diese Stoffe die Verteilung von Fett im Körper beeinflussen und den Stoffwechsel beschleunigen können. Dies führte zu einem niedrigeren Leberfettwert und zugleich zu einem reduzierten Cholesterinwert. Untersuchungen mit THCV zeigten sogar, dass Insulin produzierende Zellen durch den Wirkstoff geschützt werden können und so besser und für längere Zeit arbeiten können.

Die Wirkung von THCV im menschlichen Körper

- THCV wirkt nur sehr gering psychoaktiv (ca. 20% von THC). Es verstärkt das euphorische Hochgefühl von THC, sobald es an den Cannabinoid-Rezeptoren andockt. Die Wirkung dagegen hält nur halb so lang.

- THCV wirkt energetisierend. Es bewirkt einen stimulierenden Impuls ohne Beeinträchtigung des klaren Geistes.
- THCV ist ein Appetitzügler. Im Gegensatz zu THC dämpft THCV den Appetit. Dadurch eignet sich THCV für Patienten, die abnehmen möchten, sollte bei der Behandlung von Appetitlosigkeit oder Übelkeit aber gemieden werden.
- THCV kann bei Diabetes helfen. Aktuelle Untersuchungen zeigen die vielversprechenden Eigenschaften von THCV im Hinblick auf die Regulierung des Blutzuckerspiegels und der Minderung der Insulinresistenz.
- THCV dämpft Panikattacken. Es scheint Angstzustände bei PTSD-Patienten zu lindern, ohne die Emotionen zu unterdrücken.
- THCV kann bei Alzheimer helfen. Tremore, motorische Störungen und Hirnläsionen im Zusammenhang mit Alzheimer-Erkrankungen scheinen durch die Verabreichung von THCV zurückzugehen. Diese Wirkung ist derzeit Gegenstand von Untersuchungen.
- THCV regt das Knochenwachstum an. Weil THCV die Bildung neuer Knochenzellen fördert, wird es bei der Behandlung von Osteoporose und anderen Knochenerkrankungen eingesetzt.

2. Hanfprotein

Der niedrige Kohlenhydrate-Gehalt und der hohe Anteil an hochwertigen Protein macht Hanfsamen zu einer großen Hilfe beim Abnehmen. Zudem verfügt Hanfeiweiß über eine besonders verträgliche Zusammensetzung für den menschlichen Körper.

Dies hat mehrere Vorteile:

1. Unser Körper kann sein Gewicht besser regulieren, wenn ihm hochwertiges Eiweiß zur Verfügung gestellt wird.
2. Hanfprotein enthält alle acht für den Körper essentiellen Aminosäuren in einem optimalen Verhältnis.
3. Hanf wird im Gegensatz zu vielen anderen Proteinquellen basisch verstoffwechselt.
4. Hanfsamen und das daraus gewonnene Hanfprotein enthält kaum Kohlenhydrate und ist reich an Ballaststoffen.
5. Die Aufnahme von Protein fördert im Allgemeinen das Sättigungsgefühl.
6. Die in Hanfsamen enthaltenen Omega-3 und Omega-6 Fettsäuren unterstützen den Hormonhaushalt, welcher unter anderem das Hungergefühl reguliert.

3. Wertvolle Vitamine, Mineralstoffe und sekundäre Pflanzenstoffe

Des Weiteren sind Hanfsamen besonders reich an wertvollen Nährstoffen. Die Samen sind derart reich an Vitalstoffen, dass der Körper auch während einer Diät bestens versorgt ist. Dabei stärkt Vitamin E das Immunsystem und fängt freie Radikale ein. Weiters sind die reichlich vorhandenen Mineralstoffe essentiell für verschiedene Stoffwechselvorgänge und somit wichtig bei Maßnahmen zur Gewichtsreduzierung.

4. Ballaststoffe

Der hohe Gehalt an löslichen und unlöslichen Ballaststoffen in Hanfsamen hilft der Verdauung. Unlösliche Ballaststoffe sind wichtig für einen guten Stuhlgang, wobei lösliche Ballaststoffe für eine verminderte Aufnahme von Glucose sorgen. Dies hat zur Folge, dass der Blutzuckerspiegel im Blut langsamer ansteigt. Dadurch werden Ausschläge des Insulinspiegels und die darauf folgenden Heißhungerattacken verhindert. Als positiver Nebeneffekt verringern Ballaststoffe zudem das Risiko für das Auftreten von Diabetes Typ 2.

Low-Carb Hanfbrot ganz ohne Weizenmehl

Sie brauchen für ein 500 Gramm Hanfbrot:

100 Gramm gemahlene Walnüsse
100 Gramm Leinsamenschrot
300 Gramm Magerquark
6 Eier
1 Päckchen Backpulver
2 Esslöffel Bio-Hanfmehl
2 Esslöffel Sonnenblumenkerne
7 Esslöffel Weizenkleie
1 Esslöffel Leinöl + 2 Esslöffel Eiweißpulver mit Vanillegeschmack
Wärmen Sie den Backofen 10 Minuten vor dem Backen des Brotes vor.

Geben Sie den Quark, das Backpulver und die Eier in eine Schüssel und verrühren Sie es so lange, bis die Masse schaumig ist. Die restlichen Zutaten geben Sie nun langsam dazu. Die grünliche Farbe kommt vom Hanfmehl und ist normal.

Wegen des fehlenden Weizenmehls empfiehlt sich zum Backen eine Kastenform. Damit verhindern Sie, dass der Teig beim Backen zerläuft. Fetten Sie die Kastenform vor und geben Sie die Masse hinein. Die Sonnenblumenkerne streuen Sie oben drauf.

Die Backzeit beträgt bei 150° C ca. 1,5 Stunden.

Hanfmehl selbst herstellen

Es klingt ungewöhnlich aber Hanfmehl bereiten Sie am Besten in einer Kaffeemühle oder einer Küchenmaschine mit starken Hackwerk vor. Der Grund ist der hohe Ölgehalt von Hanfsamen. Das macht das Zermahlen der Körner in einer herkömmlichen Schrotmühle etwas schwierig. Das Öl löst sich dabei stark vom Samen ab und sammelt sich im Mehl. Der hohe Ölgehalt macht das Hanfmehl auch nicht sehr haltbar. Sie sollten es 2-3 Wochen nach dem Mahlen aufgebraucht haben.

Da die Hanfsamen selbst wesentlich haltbarer sind, ist unsere Empfehlung, dass Sie das Mehl immer nur nach Bedarf mahlen. Die maximale Haltbarkeit von Hanfmehl ist ca. 3 Monate. Dafür müssen Sie das Mehl aber im Kühlschrank aufbewahren.

Wie kann mit Hanf abgenommen werden?

Generell kann gesagt werden, dass jeder Mensch einen unterschiedlichen Stoffwechsel hat. Deshalb gibt es auch kein Rezept, welches für jeden perfekt passt. Grundsätzlich gilt jedoch für den, der mit Hanf abnehmen möchte, dass die Kombination aus Hanfprodukten gepaart mit regelmäßigem Ausdauersport in moderater Intensität am effektivsten ist. Teilweise können auch ganze Mahlzeiten mit einem Hanf-Proteinshake ersetzt werden und so den Konsum an Kohlenhydraten reduzieren.

In der täglichen Küche kann normales Mehl mit bis zu 30% durch Hanfmehl oder Hanfprotein ersetzt werden. Somit sinkt der Kaloriengehalt des Essens deutlich und der Anteil an Eiweiß und Ballaststoffen steigt. Daneben sorgt der hohe Proteingehalt für ein schnelleres Sättigungsgefühl. Wer zusätzlich den Effekt von CBD und THCV nutzen will, kann ergänzend CBD-Produkte zu sich nehmen. Dabei sind vor allem Vollspektrum-Öle zu empfehlen.

Einer der größten Hanf- & CBD-Anbieter ist die Firma **Hanf Extrakte** in der Schweiz, die ein großes Sortiment an hochwertigen CBD-Produkten zur Verfügung stellt.

Mit mehr als 50 ausgewählten und prämierten CBD-Lieferanten werden von dort die Kunden beliefert. Unter anderem sind hochwertige Hanfproteine erhältlich, die der menschliche Organismus braucht, um leistungsfähig zu sein. Vor allem für Kraft- und Ausdauersportler sind Proteine wichtig, weil sie ihren Körper täglich stark beanspruchen. Aber auch für Ernährungsbewusste stehen Hanf-Proteine ganz oben auf der Liste.

Bei dem schweizer Unternehmen **Hanf Extrakte** kann man viele hochwertige Produkte entdecken, angefangen von hochdosierten Extrakten, die auch in kombinierter Form von CBD+CBDa-Pasten (nicht decarboxyliert und in hoher Bioverfügbarkeit) angeboten werden. Weitere Produkte wie CBD-Öle und CBD-Pflegeprodukte sind genauso zu finden wie auch Hanfprodukte für Tiere.

Für alle Interessierten, die mehr wissen wollen, ist ein Besuch auf dem Onlineshop https://www.hanf-extrakte.com/ sehr zu empfehlen.

Tipp: *Und zum Zeitpunkt der Recherche gab es eine Hanf-Schokolade gratis. Auch einen 15% Rabattgutschein wurde angeboten.*

Cannabinoid-Behandlung bei Kopfschmerzen

Kopfschmerzen sind eine der häufigsten Formen von Schmerz, welche die meisten Menschen erfahren. Aber was für einige ein gelegentlicher Schmerz ist, ist für andere eine chronische Störung, oder eine Erkrankung, welche häufig auftritt und eine Behandlung benötigt, damit die Symptome gelindert werden können. Die Cannabinoid Behandlung kann denen helfen, welche häufig auftretende Kopfschmerzen haben.

Es gibt verschiedene Typen von Kopfschmerzen, obwohl Sie zumeist definiert werden als primäre oder sekundäre Kopfschmerzen. In 90% von primären Kopfschmerzen, sind Kopfschmerzen auch nur das einzige Symptom. Es gibt viele Typen, welche zu dieser Art von Kopfschmerzen gehören, wie beispielsweise Migräne, oder Verspannungs-Kopfschmerzen. Bei sekundären Kopfschmerzen ist es so, dass diese als Ergebnis einer anderen Erkrankung auftreten.

Die häufigsten Gründe für primäre Kopfschmerzen sind: vererbte Faktoren, Alter, Stress, gewisse Lebensmittel, Alkohol, hormonelle Änderungen, Klimaänderungen, zu wenig oder zu viel Schlaf und Drogen.

Wirkung von Cannabinoiden bei der Behandlung von Kopfschmerzen

Es gibt immer mehr wissenschaftliche Studien über die therapeutischen Effekte von Cannabis als Behandlung für verschiedene Erkrankungen, insbesondere als eine Alternative zur Behandlung der Symptome und Nebenwirkungen von traditionellen Medikamenten und Behandlungen.

Cannabinoide sind bekannt für ihre analgetischen, neuroprotektiven und muskulär entspannenden Eigenschaften. Dies macht therapeutisches Cannabis zu einer effektiven Behandlung zur Linderung von Kopfschmerzen, selbst wenn diese nur sporadisch sind.

In einer Umfrage, welche in neun verschiedenen Kliniken in Kalifornien erstellt wurde, haben Forscher herausgefunden, dass Kopfschmerzen einer der Hauptgrund für den Konsum von therapeutischem Cannabis sind und dass 40,7% der Patienten, die eine Cannabinoid-Behandlung erhalten haben, eine deutliche Verbesserung spüren.

Weitere Studien haben gezeigt, dass Cannabinoid-Behandlungen die Symptome von Kopfschmerzen lindern können. Eine Studie hat auch herausgefunden, dass Cannabinoide mit den peripheren CB1-Rezeptoren interagieren, welche Entzündungsprozesse beeinflussen können. Diese Rezeptoren sind in unserem Körper und in unserem Hirnstamm, wo sie von Endocannabinoiden antagonisiert werden. Jene sind verantwortlich für die Hemmung der Übertragung von Schmerz-Stimulierung auf den Hirnstamm und andere Teile des Hirns. Eine weitere Studie untersuchte die Funktion von Cannabinoiden bei der Unterdrückung von Schmerz.

Alle genannten Forschungen bestätigen die Wichtigkeit und die Vorteile einer Cannabinoid-Behandlung bei Erkrankungen wie Kopfschmerzen, Migräne und weiteren Typen von Kopfschmerzen. Produkte wie Cannabidiol-Öl (CBD) werden vermehrt genutzt, um die Intensität von Kopfschmerzen zu lindern, was es eine alternative natürliche Behandlungsform macht.

ERFAHRUNGSBERICHTE mit CBD

Dies sind dokumentierte Erfahrungsberichte von Personen, die sich mit dem Thema der Heilpflanze Hanf und dessen Wirksamkeit, insbesondere mit CBD, auseinandergesetzt und eingenommen haben. - *Die Namen wurden aus datenschutzrelevantem Hintergrund geändert.*

Hinweis:
Die folgenden Erfahrungsberichte wurden 1 zu 1 in unveränderter Form wiedergegeben und sind lediglich als Information gedacht und ersetzen nicht die professionelle Beratung und Behandlung durch einen Arzt oder Heilpraktiker. Jeder ist für seine Gesundheit selbst verantwortlich und sollte im Zweifelsfall unbedingt ärztliche Hilfe in Anspruch nehmen.

CBD gegen **Rheumabeschwerden**

Name: Maria L.

"Ich nehme CBD-Öl seit einem Monat. Morgens und abends 2 Tropfen. Seit dem sind meine Rheumabeschwerden zurückgegangen. Ich halte die Schübe gut aus und bin in Bewegung und vital - bin nicht mehr so eingeschränkt. Schmerzmittel nehme ich nur noch selten. Ich werde diese Tropfen weiter täglich nehmen. Bin sehr froh, dass ich sie ausprobiert habe."

CBD gegen **Augenkrankheiten**

Name: Brigitte M.

"Ich habe 2 seltene Augenkrankheiten, hatte als Kind schon immer damit zu tun, mit den Jahren der kommenden Altersweitsichtigkeit, wurde es unerträglich. Ich leide unter einer schweren Anisometropie (schwere Ungleichsichtigkeit) mit Doppelbildern, sowie starken Schmerzen .Tabletten halfen bis dahin nichts. Nun nehme ich CBD-Tropfen. Was soll ich sagen, bis hier her einfach FANTASTISCH……ich werde es auf jeden Fall auf Dauer nehmen. Die Lebensgeister kommen langsam wieder und ich muss viel viel weniger Tropfen, da zusätzlich meine Augen extrem trocken sind."

CBD gegen **Schmerzbehandlung**

Name: Trude H.

"*Als zweifache Oma, also schon ältere Generation dachte ich mir, 'was hab ich noch zu verlieren' und habe ein CBD-Öl mit 5% ausprobiert.*
Seit über 12 Jahren leide ich an sehr starken Schmerzen bedingt durch HWS, LWS-Syndrom, Arthrose, Migräne und Mastozytose. Trotz OP blieben die starken Schmerzen und ich zog mich immer mehr aus dem Leben zurück und wurde durch die Schmerzen und Einsamkeit depressiv. Ich möchte hiermit allen – vor allem auch älteren – sagen, probiert mal CBD-Tropfen aus und ihr werdet wieder Lebensqualität, Lebensmut und Freude erleben. Kein Arzt konnte mir bisher helfen, da ich durch die Mastozytose totaler Allergiker gegen jede Art von Medikamenten bin. Ich nehme 3 x 3 Tropfen pro Tag, nach Bedarf etwas mehr in Wasser verdünnt, da meine Schleimhäute und mein Magen sehr empfindlich reagieren. Für mich sind diese Tropfen ein 'Wundermittel'.
Von Herzen her kann ich nur Gutes über CBD-Tropfen sagen und ich bin so froh, dass ich diese gefunden habe. Mein Leben macht jetzt wieder Sinn und möchte hiermit allen Betroffen Mut machen, probiert sie aus und ihr werdet sehen was passiert."

CBD gegen **Depressionen & Stimmungsschwankungen**

Name: Karl H.

"Ich wollte euch mal meine Erfahrungen mit CBD mitteilen. Ich habe mir vor kurzem CBD Kristalle bestellt, weil ich oft körperliche Verspannungen und auch nicht selten starke Stimmungsschwankungen habe. Durch einen Vaporizer habe ich sofort einen spürbaren Effekt erlebt und kann nur positive Rückmeldungen geben. Ohne high oder stoned zu sein, gibt es einen sehr starken, entspannten Zustand. Die Schmerzen sind einfach wie weggeblasen und ich fühle mich im Großen und Ganzen einfach ausgewogener. Ich hoffe ich konnte euch damit helfen. Ich werde weiterhin für diesen „Zauberstoff" werben und hoffe dieses Land kommt langsam mal zur Besinnung. Also bis dann. Hoffe ich konnte helfen."

CBD gegen **Chronische Gelenkschmerzen**

Name: Karina A.

"Ich habe mit 2 Tropfen CBD-Öl am Morgen begonnen und musste bereits am Mittag schon keine Medikamente nehmen. Es ist kaum zu glauben. Jetzt

hoffe ich, dass es wirklich so bleibt und noch besser wird. Bin voll zuversichtlich und voller Hoffnung."

CBD gegen **Hirntumor**

Name: Claudia S.

"Ich habe vor knapp 2 Jahren die Diagnose eines großen Tumors in der rechten Schädelbasis erhalten. OPs folgten, Bestrahlung, es gab viele Komplikationen, OPs und Bestrahlung schädigte das gesamte Gehirn massiv. Geblieben sind neben erheblichen Behinderungen chronische Nervenschmerzen in der rechten Gesichtshälfte und im Kopf, oft im ganzen Körper, Migräne oft 6 Tage anhaltend. Schulmedizinisch galt ich als austherapiert, selbst Opioide halfen nur bedingt, auch bei höchsten Dosen hatte ich oft tagelang so starke Schmerzen, dass mir übel war, ich die Tränen nicht zurückhalten konnte. Es wurde immer schwieriger, da ich immer mehr Medikamente nicht mehr vertrug.....
Seit 10 Tagen nehme ich CBD-Öl – und es ist wie ein Wunder, an das ich noch gar nicht zu glauben wage. Die Schmerzen verschwinden! Einfach so?!?! Es ist unfassbar. Die Dosis der Schmerzmedikamente konnte ich bereits um die Hälfte reduzieren. Es ist, ja, ein Wunder für mich. Ein Zustand, den ich vergessen hatte, wie er sich anfühlt: Wenig, manchmal sogar keine Schmerzen zu haben. Ich schlafe besser, bin tagsüber nicht mehr ganz so erschöpft (Syndrom

Fatigue), es wächst wieder Lebensfreude in mir – mal nicht so kämpfen zu müssen um jeden Handgriff, jede Bewegung, das ist …. einfach wunderbar.
Ich stehe erst am Anfang, taste mich hinein in eine für mich gute Dosierung. Jeder Tag gibt mir neue Zuversicht. Ich bin so dankbar für diese neu geschenkte Lebensqualität.

CBD gegen **PMS (Prämenstruelles Syndrom)**

Name: Heidrun O.

"Ich bin 43 Jahre und leide sehr stark an PMS.
Seit einiger Zeit nehme ich morgens und abends zwei CBD-Tropfen. Und meine Symptome haben sich um mindestens 80% verbessert. Einfach genial. Kann ich nur jedem weiter empfehlen."

CBD gegen **Nervenschmerzen**

Name: Hilde Z..

"Ich bin Parkinson Patientin, 61 Jahre alt und leide auch unter sehr starken Nerven- schmerzen durch meine kaputten Bandscheiben, die auf Nerven drücken. Also zwei Mal unheilbar. Von der Schmerzambulanz habe ich sehr starke Medikamente

bekommen, die nur wenig Schmerzlinderung bringen. Dafür noch dazu die Nebenwirkungen der Wasseransammlungen in den Beinen, die schon fast platzen. Auf meine Frage in der Schmerzambulanz, ob ich nicht Cannabis bekommen könnte, wurde mir mitgeteilt, dass dies nur Krebspatienten bekommen damit ihre Schmerzen gelindert werden! OK.! So habe ich mir privat über Internet CBD 10% Extrakt bestellt. An einem Tag, ich hätte vor Schmerzen schreien können, wurde mein Päckchen mit CBD geliefert. Ich nahm sofort 10 Tropfen und welch ein Wunder, meine furchtbaren Nervenschmerzen wurden nach ca. 20 Minuten so reduziert, dass ich sogar fortgehen konnte um meinem Arzttermin nachzukommen. Seit dieser Zeit nehme ich 3 x täglich 10 Tropfen und habe nur noch sehr selten Nervenschmerzen. Kommt darauf an, wie viel und was ich am Tag arbeite. Es ist einfach zu sagen: super!!! Nun werde ich versuchen die starken Medikamente schrittweise zu reduzieren. Auf jeden Fall kann ich CBD bei Nervenschmerzen sehr empfehlen. Vielen Dank dafür, dass es so ein Mittel gibt. Gegen Parkinson Krankheit hilft CBD bei mir leider nicht. Da muss ich leider bei meinen Medikamenten bleiben."

Verordnungshilfe für Ärzte & Patienten

Hier an dieser Stelle können wir allen Patienten und Betroffenen eine Buchempfehlung aussprechen, die sich einer medizinischen Cannabismedikation stellen wollen.
Diese Verordnungshilfe werden Ärzte zu schätzen wissen, wenn Sie nach einer Behandlung mit Cannabis fragen. Durch die Lektüre sind Arzt und Ärztin schnell und umfassend über alles Wichtige und praktisch Relevante rund um das Thema Cannabis und Medizin informiert. Die vorliegende Verordnungshilfe mit aktualisierten Fakten und Empfehlungen zu allen Facetten des Cannabis mit seiner komplexen Pharmakologie gehört heutzutage in jede Arztpraxis.

Der Buchtitel lautet "Cannabis: Verordnungshilfe für Ärzte", ISBN: 978-3804737594 und ist von Dr. med. Franjo Grotenhermen und Dr. med. Klaus Häußermann und kann über die Wissenschaftliche Verlagsgesellschaft Stuttgart oder über Amazon erworben werden.

Cannabis auf Rezept - so kann es klappen!

Man muss also schon in der Regel eine schwerwiegende oder chronische Erkrankung haben, um ein ärztliches Rezept für Cannabis zu bekommen. Aber es sind ja auch viele Menschen nicht unbedingt chronisch erkrankt, leiden an Krebs oder besitzen irgendwelche psychischen Erkrankungen. Dennoch gibt es natürlich die Möglichkeit, sich Cannabis verschreiben zu lassen. Eine Möglichkeit ist nämlich, **Cannabis auf Rezept auch bei Migräne** zu bekommen.

Migräne, darunter leiden wirklich viele Menschen und die Schmerzen lassen sich oft nicht mit gängigen Medikamenten wirklich eindämmen. In diesem Fall sollte man den Arzt wirklich auch gezielt darauf ansprechen, es doch mal mit Cannabis zu versuchen. Aber auch bei anderen Schmerzerkrankungen, und sei es nur das man kaputte Gelenke hat und diese wirklich Schmerzen, ist es sicherlich nicht schlecht, mit dem Arzt darüber zu reden, ob Cannabis in diesem Fall die Schmerzen nicht lindern kann. Auf Dauer ist die Einnahme von Schmerzmittel schließlich nicht sinnvoll und sogar schädlich für den Körper. Nierenschäden, Magenblutungen um was es nicht alles für Nebenwirkungen bei häufiger oder regelmäßiger Einnahme von Schmerzmitteln gibt, sollte man dem Arzt dann in diesem Fall auch mitteilen, um alle Fakten für Cannabis sprechen zu lassen.

Wie kann ich eine Kostenübernahme bei der Krankenkasse beantragen?

Seit März 2017 können Patienten Cannabis legal aus der Apotheke beziehen. Einen Anspruch auf Versorgung mit medizinischem Cannabis hat jeder, der gesetzlich krankenversichert ist.

Folgende Voraussetzungen müssen vorliegen:

- es handelt sich um eine schwerwiegende Erkrankung
- es ist keine allgemein anerkannte, dem medizinischen Standard entsprechende Therapie verfügbar
- und eine nicht ganz entfernt liegende Aussicht auf eine spürbar positive Entwicklung auf den Krankheitsverlauf oder schwerwiegende Symptome, sollte gegeben sein.

Bei der ersten Verordnung von Cannabis soll eine Genehmigung der Krankenkasse eingeholt werden. Nach dem Wortlaut des § 31 Abs. 6 SGB 5 darf die Versorgung mit Cannabis durch die Krankenkasse nur in begründeten Einzelfällen abgelehnt werden.

Um aber auch die oft existenziell benötigte Kostenübernahme durch die gesetzlichen Krankenkassen (GKV) zu bekommen, bedarf es einiger Schritte, die wir hier aufzeigen werden.

1. Der Antrag: Da der Patient der direkte Vertragspartner der GKV ist, muss auch dieser einen Antrag auf Kostenübernahme stellen. Dieser sieht im Idealfall einfach aus.

2. Jetzt ist die Krankenkasse am Zug. Diese hat in der Regel 3 Wochen Zeit, den Antrag zu bescheiden. Wenn der Sachbearbeiter aber meint, dass auch er Hilfe bei der Entscheidung benötigt und auch das ist der Regelfall, denn er ist Sachbearbeiter und hat keinerlei medizinische Ausbildung, hat er zwei Wochen mehr Zeit. Also insgesamt fünf Wochen.

3. Er bittet einen Arzt, der unter Vertrag der gesetzlichen Krankenkassen steht (MdK), um eine Stellungnahme/Empfehlung. Kein Gutachten, keine Begutachtung - eine Empfehlung! Nicht mehr und nicht weniger.

4. Der MDK-Vertragsarzt hat zu prüfen, ob die sozialmedizinischen Voraussetzungen

vorliegen und ob das Behandlungsziel nur durch dieses Arzneimittel zu erreichen ist.

5. Wird der Antrag bewilligt, bekommen Sie von der GKV ein Schreiben zur Genehmigung der Kostenübernahme

6. Sollte der Antrag zur Kostenübernahme abgelehnt werden, können Sie unser Widerspruchsformular verwenden (siehe Inhaltsverzeichnis).

Tipp: Laut Gesetz muss die Krankenkasse Ihren Antrag binnen fünf Wochen (bei Palliativpatienten drei Tagen) bearbeiten. Ansonsten gilt er laut einem Urteil des Bundessozialgerichts Kassel **als genehmigt**.

Kostenloser Download "Musterschreiben Kostenübernahme Krankenkasse"

Hier können Sie kostenlos das folgende **Musterschreiben an die Krankenkasse zur Kostenübernahme von Cannabis** downloaden:

https://www.hanf-buch.de/kostenuebernahme

Word-Datei: *Musterschreiben-Krankenkasse.docx*
PDF-Datei: *Musterschreiben-Krankenkasse.pdf*
Musterschreiben:

Musterschreiben an die Krankenkasse zur Kostenübernahme von Cannabis bzw. cannabisbasierten Medikamenten

Absender

An die
Krankenkasse

Datum

Versicherungsnummer:

Kostenübernahme für eine Therapie mit Cannabis bzw. Cannabinoiden nach § 31 Abs. 6 SGB V

Sehr geehrte Damen und Herren,

Hiermit beantrage ich die Kostenübernahme für eine Therapie mit *Produkt*.

Ich leide an *Erkrankung*.

Meine Erkrankung ist schwerwiegend und nach ärztlicher Einschätzung mit Standardtherapien nicht oder nicht ausreichend zu behandeln, oder diese Standardtherapien sind mit ausgeprägten Nebenwirkungen verbunden.

Siehe Anlagen

Mit freundlichen Grüßen

Vorname Name

Was tun, wenn die Kranken- kasse die Übernahme der Kosten abgelehnt hat?

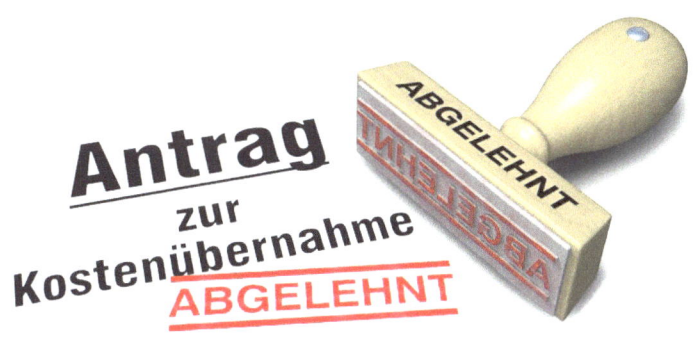

Die Krankenkasse muss in Ihrem abschlägigen Bescheid darlegen, weshalb Sie den Antrag ablehnt. Damit haben Sie eine gute Möglichkeit, im anschließenden schriftlich zu führenden Widerspruch, genau diese Punkte näher einzugehen.

Jetzt sitzt ein anderer Sachbearbeiter vor Ihrem Antrag. Da es sich um ein Widerspruchsverfahren handelt, können Sie sich sicher sein, dass dieser Antrag „genauer" geprüft wird. Der SB hält nun alle Arztberichte, Empfehlungen, usw. die Sie in Ihrem schriftlichen Widerspruch übermittelt haben, in den Händen, die ohne zu einer Ablehnung führten.

Entweder der SB bescheidet den Antrag selbstständig oder er leitet diesen zwecks Stellungnahme wieder an den MdK weiter. Aber auch der MdK erhält nun zum ersten Mal die ganzen Unterlagen, auf die sich seine spätere Stellungnahme stützt.

Jetzt erhalten Sie einen neuen Bescheid, der, im negativen Fall, wesentlich mehr Möglichkeiten zur Klage lässt. Wenn dies der Fall ist, das heißt, auch im Widerspruchsverfahren bleibt die begehrte Kostenübernahme verwehrt, benötigen Sie Rechtsbeistand.

Widerspruch zur (befristeten) Kostenübernahme von Cannabinoiden

Kostenloser Download
"Musterschreiben Widerspruch Kostenübernahme"

Diesen Ausdruck können Sie kostenlos auf unserer Internetseite als Word- und PDF-Vorlage downloaden: https://www.hanf-buch.de/widerspruch.

Word-Datei:
Widerspruch_befristete_Kostenuebernahme.docx
PDF-Datei:
Widerspruch_befristete_Kostenuebernahme.pdf

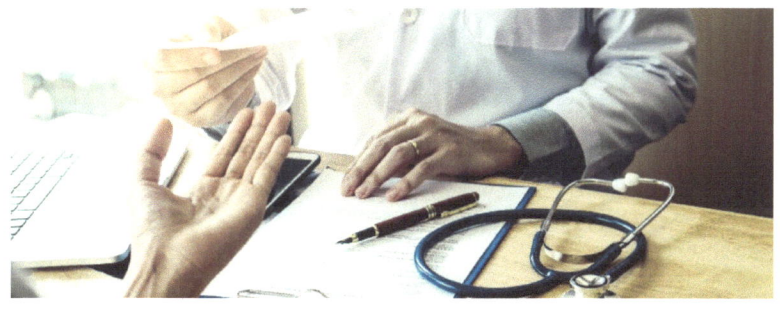

Absender Arzt:

An die Krankenkasse

Teileinspruch gegen Bescheid vom

Patient:

Kasse, Versichertennummer:

Sehr geehrte Damen und Herren,

es erfolgte eine Erstverordnung von Cannabinoiden nach § 31 Abs. 6 SGB V mit Genehmigung durch Sie mit Bescheid vom xxxx

Hiermit erfolgt teilweiser Einspruch. Es erfolgt ein Einspruch gegen die im erstellten Bescheid erfolgte zeitliche Einschränkung der Therapie. Die Befristung in diesem Verwaltungsakt ist als Versuch zu sehen, die grundsätzliche Nebenbestimmungsfeindlichkeit dieser gebundenen Entscheidung zu unterlaufen. Die Befristung ist somit rechtswidrig und ungültig. Es wird hier im Weiteren somit von einer unbefristeten Genehmigung entsprechend der Gesetzeslage ausgegangen.

Unterschrift Arzt   Unterschrift Patient

Rechtliche Begründung des Einspruchs

Patient:

Kasse, Versichertennummer:
Es erfolgt ein Einspruch gegen die im erstellten Bescheid erfolgte zeitliche Einschränkung der Therapie. Laut §31 Abs. (6), Satz 2 SGB V bedarf nur die Leistung bei der ersten Verordnung für eine Versicherte oder einen Versicherten der Genehmigung der Krankenkasse, die vor Beginn der Leistung zu erteilen ist.

Unstrittige Erstgenehmigung
Es ist unstrittig, dass nach Antragstellung durch Ihren Versicherten, die medizinische Begründung des behandelnden Arztes und die Überprüfung durch die Kasse unter Einbindung des MDK die Voraussetzungen für die Leistungen für die Verordnung und Kostenübernahme gegeben sind.

Positive Zeitvorgabe SGB V §31 Abs. 6 Satz 2
Die weitere Anpassung und die Fortführung der Therapie bedürfen nach diesem Gesetzestext keiner erneuten Genehmigung. Die im Bescheid erstellte Einschränkung führt zu einer gesetzlich nicht vorgegebenen Einschränkung der Therapiefreiheit des Arztes und zu einer gesetzlich nicht vorgegebenen Einschränkung des Patienten in seiner medikamentösen Versorgung. Es ist in dem Gesetzestext eine eindeutig formulierte Zeitvorgabe enthalten: „Die Leistung bedarf bei der ersten Verordnung für eine Versicherte oder einen Versicherten der nur in begründeten Ausnahmefällen abzulehnenden Genehmigung der Krankenkasse, die vor Beginn der Leistung zu erteilen ist." SGB V §31 Abs. 6 Satz 2. Die positive Formulierung der Zeitangabe ersetzt eindeutig fehlende Ausschlüsse einer Zeiteingrenzung.

Nichtanwendbarkeit von SGB X § 32 Abs. 2 Nr. 1
Hier ist auch die Anwendung des SGB X § 32 Abs. 2 Nr. 1 als Begründung für eine Befristung nicht rechtmäßig. Bei der Bewilligung handelt es sich um einen gebundenen Verwaltungsakt im Sinne von §32 Abs. 1 SGB X, sie ist auszusprechen, wenn die gesetzlichen Voraussetzungen vorliegen, deren Vorliegen Sie als Kasse in dem Bescheid selbst festgestellt haben. Somit ist die Anwendung von § 32 Abs. 2 SGB X, also auch der Nebenbestimmung der Befristung nicht möglich. Die Beschränkung des Verwaltungsaktes hebelt als angewandte Nebenbestimmung den eindeutigen gesetzlichen Wortlaut der Genehmigungspflicht bei erstmaliger Verordnung aus. Sie dient hier nicht der Erfüllung der gesetzlichen Voraussetzungen, sie läuft

dem Zweck des gesetzeskonkretisierenden Verwaltungsaktes diametral zuwider. Eine Nebenbestimmung darf, wie in §32 Abs. 1 SGB X explizit formuliert, jedoch dem Zweck eines Verwaltungsaktes nicht zuwiderlaufen. Die Nebenbestimmung der Befristung ist mit dem Wortlaut und dem Zweck des Gesetzes nicht vereinbar, das in SGB V § 31 Abs 6 ausdrücklich die Genehmigung <u>nur bei der ersten Verordnung</u> vorsieht. Das wiegt in diesem Fall auch deswegen besonders schwer, weil diese Einschränkung der Genehmigungspflicht im ursprünglichen Gesetzentwurf nicht enthalten war und sie extra auf Anraten der Experten aufgenommen wurde, da sonst die Genehmigungspflicht von den Kostenträgern als Instrument genutzt werde, um den Zugang zu Cannabis zu erschweren. Dies ist für Rechtskundige in den entsprechenden Quellen einsehbar. Somit handelt es sich bei der Beschränkung der Genehmigungspflicht um eine gezielte Entscheidung des Gesetzgebers und nicht etwa und ein Redaktionsversehen.

Auf Grund der gesetzlichen Formulierung ist von einer Genehmigungspflicht bei Vorliegen der gesetzlichen Voraussetzungen auszugehen. Ablehnungen wären zu begründen. Es handelt sich hier um einen aus Sicht des Adressaten belastenden Verwaltungsakt, die Belastung liegt darin, dass der Versicherte zum Ende der Genehmigung keine ausreichende medikamentöse Verordnung bei anerkannt schwerster Erkrankung erhält. Zudem ist die vorgeschriebene Bedingung des pflichtgemäßen Ermessens des SGB X § 32 Abs. 2 Nr. 1 nicht erfüllt. Sie können als medizinische Laie nicht die medizinische Tragweite der Erkrankung und Dauer der Notwendigkeit der Therapie abschätzen. Im Antrag und in der Ihnen vorliegenden gutachterlichen Stellungnahme durch den MDK ergibt sich kein Anhalt für eine zeitliche Begrenzung der Erkrankung oder der Therapienotwendigkeit und somit kein medizinisches Ermessen für eine Befristung. Es erfolgte auch keine dementsprechende Anfrage an den MDK. Die Befristung der Therapie für eine chronische und dauerhafte Erkrankung durch Sie im Verwaltungsakt ist willkürlich und ohne medizinische Begründung, somit ist dies kein pflichtgemäßes Ermessen, sondern eine meines Erachtens gesetzeswidrige Willkür.

<u>Nichtanwendbarkeit von SGB V § 275 Abs 1 Nr. 1</u>
Ebenso gilt die fehlende Anwendbarkeit des SGB V § 275 Abs 1 Nr. 1. Es handelt sich hier nicht um einen gesetzlich bestimmten Fall und die Regelung zur Prüfung von Voraussetzungen, Art und Umfang der zu erbringenden Leistung ist hier schon im SGB V § 31 Abs 6 eindeutig und unmissverständlich geregelt.

<u>Nach SGB V §31 Abs. 6 kein Therapieversuch, sondern Leistung</u>
Es handelt sich bei SGB V §31 Abs. 6 auch nicht um die Ermöglichung eines Therapieversuches. Im 3. Kapitel 5. Abschnitt geht es um reguläre Leistungen der Krankenbehandlung. Es handelt sich um eine durch ein Antragsverfahren genehmigte Therapie entsprechend SGB V §2, in dem im 3 Satz festgestellt wird, dass die Qualität und Wirksamkeit der Leistungen dem allgemein anerkannten Stand der medizinischen Erkenntnisse zu entsprechen und den medizinischen Fortschritt zu berücksichtigen hat. Der Gesetzgeber hat diese Entscheidung getroffen, obwohl es für den Einsatz von Cannabis angesichts der jahrzehntelangen Stigmatisierung als Drogen keine befriedigende Evidenz in bestimmten Indikationen gibt. Im Gesetzestext steht eindeutig, „Versicherte mit einer schwerwiegenden Erkrankung haben Anspruch auf Versorgung mit Cannabis", es handelt sich somit um die Genehmigung der Versorgung und nicht um die Genehmigung eines Therapieversuches. Der Leistungsträger hat hier die vom Gesetzgeber unter Kenntnis der Sachlage getroffene Entscheidung zu respektieren und umzusetzen.

<u>Notwendigkeit der Leistungsüberprüfung, durch den Arzt, nicht durch die Kasse</u>
Es ist unstrittig, dass eine Fortsetzung einer Therapie nur bei Erfolg einer Therapie zu erfolgen hat. Dies ergibt sich allein aus dem Wirtschaftlichkeitsgebot nach §12 SGB V Abs 1, die Ärzte als Leistungserbringer dürfen „Leistungen, die nicht notwendig oder unwirtschaftlich sind", nicht bewirken. Die Überprüfung des Therapieerfolges und der Notwendigkeit einer Fortführung der Therapie ist dabei generell ärztliche Aufgabe bei jeglicher ärztlichen Therapie. Hier hat der Gesetzgeber explizit durch die Einschränkung der Prüfung durch die Kasse nur bei der Erstverordnung die weitere Überprüfung der Therapienotwendigkeit und Therapieindikation dem behandelnden Arzt überlassen.

Ein Genehmigungsverfahren für die Fortführung der Therapie liefe darauf hinaus, dass die Kasse fortlaufend die Therapie des Arztes überwacht und genehmigt. Das ist nicht nur unnötig, sondern auch datenschutzrechtlich bedenklich und vor allem nicht sinnvoll möglich, denn anders als der behandelnde Arzt sieht weder die Kasse noch der MDK die Patienten, geschweige denn, dass sie eigene Untersuchungen durchführten. Dies ist der Grund, weswegen der Gesetzgeber zwar die Hürde der Erstgenehmigung errichtet hat, aber im Gesetzestext eindeutig und explizit keine weiteren Genehmigungen vorgesehen hat.

Stellungnahme BVA Bundesversicherungsamt

Das Bundesversicherungsamt hat beanstandet, dass die Genehmigung der erstmaligen Cannabis-Verschreibung von der Kasse in einigen Fällen zeitlich befristet wurde. Eine solche Befristung sei in dem für die Cannabis-Verordnung einschlägigen § 31 SGB V aber gar nicht vorgesehen.

Das BVA weist in seinem Tätigkeitsbericht vom 29.08.18 ausdrücklich darauf hin, dass nur die Erstverordnung von Cannabis als Medizin genehmigungspflichtig ist. Die folgenden Verordnungen hingegen liegen in der Verantwortung des behandelnden Arztes, dem Therapiehoheit zusteht. Das bedeutet: Vor dem ersten Cannabis-Rezept muss die Kasse die Behandlung genehmigen, danach nicht erneut.

Ausdrücklich weist das BVA in seinem Jahresbericht darauf hin, dass eben nur die Erstverordnung genehmigungspflichtig ist, Folgeverordnungen hingegen der ärztlichen Therapiehoheit obliegen. Dabei seien dann nur die üblichen sozialrechtlichen Kriterien "Wirtschaftlichkeit" und "Notwendigkeit" zu beachten. Im Bericht der Behörde heißt es dazu: „Versicherte sind hinsichtlich einer weiteren Versorgung im Rahmen des § 31 Abs. 6 SGB V nicht verpflichtet, weitere Anträge auf Genehmigung bei ihrer Krankenkasse zu stellen."

Bisherige Rechtsverfahren

Hier verweisen wir in diesem Zusammenhang auf einem rechtlichen Hinweis des SG Hildesheim aus einem vergleichbaren Verfahren. Das Sozialgericht Hildesheim hat entschieden, dass die Befristung der Kostenübernahme im Falle des Cannabispatienten Bernd V. aus Göttingen nicht rechtens ist und hat einen entsprechenden Bescheid der AOK mit einem Urteil vom 21.11.2017 (Aktenzeichen: S32 KR 4041/17 ER) aufgehoben. In dem Urteil heißt es: „... weist das Gericht daraufhin, dass gemäß § 31 Abs. 6 S. 2 SGB V eine Genehmigung der Krankenkasse nur bei einer erstmaligen Verordnung vorgesehen und eine Befristung dem Gesetz nicht zu entnehmen ist. Auch wenn hier noch kein rechtskräftiges Urteil einer höheren Instanz vorliegt, ist die Interpretation der Gerichte zu erkennen. Damit ist die von der Kasse vorgenommene Befristung nicht rechtmäßig. Die weiteren Verordnungen durch den Arzt dürften somit keiner Genehmigung die Kasse mehr bedürfen. (...) Damit dürfte der Antragsteller, sofern bereits eine Verordnung durch seinen Arzt ausgestellt wurde, sich auch ohne eine entsprechende Genehmigung das begehrte Mittel den in der Apotheke besorgen können."

Auch die Stellungnahme des Sozialgerichts München gegen die AOK Bayer vom 14.02.19 bestätigt eindeutig diese rechtliche Sichtweise. Im Urteil vom 14.02.19 vom Sozialgericht München (E.R. gegen AOK Bayern, AZ S 39 KR 335) wird durch den Richter nochmals betont: Es „bezieht sich die Genehmigung nach § 31 Abs. 6 S. 2 SGB V auf die Versorgung mit Cannabis nach § 31 Abs. 6 S. 1 SGB V; es liegen somit nicht zwei vom Gesetz unterschiedliche Genehmigungstatbestände vor. § 31 Abs. 6 S. 1 und S. 2 SGB V sehen keinen Befristungstatbestand vor. Da die Genehmigung nicht nach pflichtgemäßem Ermessen der Antragsgegnerin zu erfolgen hat, sondern vielmehr ein Anspruch auf Genehmigung bei Vorliegen der Tatbestandsvoraussetzungen von § 31 Abs. 6 S. 1 SGB V gegeben ist, ist eine Befristung nach § 31 Abs. 1 Alt 2 SGB V nur dann möglich, wenn die Befristung sicherstellen soll, dass die gesetzlichen Voraussetzungen des Verwaltungsaktes erfüllt werden. Das Gesetzt hat damit Fälle im Blick, in denen ohne eine Nebenbestimmung überhaupt kein Anspruch bestünde (Burkiczak in: Schlegel/Voelzke, jurisPK-SGB X, 2. Aufl. 2017, § 32 SGB X; Rn. 91). Nach umstrittener Auffassung kann ein Verwaltungsakt mit einer Nebenbestimmung auch versehen werden, um den künftigen Fortbestand einer gesetzlichen Voraussetzung sicherzustellen, etwa wenn die Erfüllung einer Tatbestandsvoraussetzung ein fortgesetztes Handeln des Adressaten verlangt. Dies kommt bei Verwaltungsakten mit Dauerwirkung jedenfalls dann in Betracht, wenn aufgrund der Eigenart des Verwaltungsaktes typischerweise damit zu rechnen ist, dass dessen Voraussetzungen nach einer gewissen Zeit wieder entfallen können, oder wenn im konkreten Einzelfall greifbare Anhaltspunkte befürchten lassen, dass die Voraussetzungen wieder wegfallen könnten (Burkiczak in: Schlegel/Voelzke, jurisPK-SGB X, 2. Aufl. 2017, § 32 SGB X; Rn. 102 mit Nachweisen aus der Rechtsprechung und Literatur). Das Bundessozialgericht hat formuliert, dass eine spätere Entwicklung regelmäßig nicht mit Nebenbestimmungen geregelt werden könne, wenn sie nicht bereits konkret abzeichne (Burkiczak in: Schlegel/Voelzke, jurisPK-SGB X, 2. Aufl. 2017, § 32 SGB X; Rn. 102 unter Verweis auf BSG v. 02.11.2012- B 4 KG 2/11 R – juris Rn. 17), mit dem Argument, dass andernfalls die Regelung vom § 48 SGB X unterlaufen würde. Dieser Auffassung ist zu folgen, da andernfalls die Verwaltung quasi jeden Verwaltungsakt mit einer Befristung versehen könnte und damit die grundsätzliche Nebenbestimmungsfeindlichkeit einer gebundenen Entscheidung unterlaufen würde. ... Daher scheitert die streitgegenständliche Befristung bereits an § 32 Abs 1 SGB XII". Das Gericht sichert somit chronisch Erkrankten das nach dem Gesetz vorgesehene Wegfallen einer Befristung des Bescheides zu.

Therapieerfolg

Ein Nachweis eines Therapieerfolges ist, auch wenn dieser sich hier schon bestätigt, nicht begründend für den Einspruch, da es sich bei der Genehmigung der Therapie um eine Leistungsgenehmigung handelt und nicht um die Genehmigung eines Therapieversuches. Die Fortführung, Anpassung und Beendigung dieser genehmigten Therapie ist wie oben schon ausführlich ausgeführt, eine rein ärztliche Tätigkeit, die unter der gesetzlichen Vorgabe der Wirtschaftlichkeit auch nur bei ausreichendem Erfolg fortzuführen ist. Sollte die Kasse begründete Zweifel an der wirtschaftlich sinnvollen Fortführung der Behandlung haben, so hat die Kasse nach SGB V § 106 die geeigneten rechtlichen Möglichkeiten einer Überprüfung. Den Kassen ist dieser Weg sehr gebräuchlich.

Antragsbegründungen für Folgeanträge keine Kassenleistung

Zudem ist für uns als Ärzte mit der EBM 01626 das Antragsverfahren nur einmalig für eine Verordnungsform von Cannabis anwendbar, wiederholt nur möglich bei Wechsel der Verordnungsform und somit erneuter Antragspflicht. Eine Begründung einer Fortführung der Therapie für eine Folgegenehmigung ist laut Vorgabe der KV keine Kassenleistung, was durch die KV mehrfach und schriftlich bestätigt wurde. Somit kann dies nicht als Kassenleistung abgerechnet werden und müsste per GOÄ gegenüber dem Auftraggeber abgerechnet werden.

Abschlussbemerkung

Ich rate ihrem Versicherten bei fehlender Aufhebung der Befristung zur Klage gegen Sie beim Sozialgericht und Erwirkung einer einstweiligen Verfügung zur Fortführung der Therapie bis zur Rechtsentscheidung.
Sollte diesem Einspruch nicht innerhalb einer Frist von 3 Wochen stattgegeben werden, so werde ich unabhängig vom Versicherten Strafanzeige stellen wegen versuchter Körperverletzung im Amt entsprechend § 340 StGB. Da die Rechtslage durch die vorliegenden Urteile und vor allem auch durch die eindeutige Stellungnahme vom BVA 8/2018 nochmals unmissverständlich bestätigt wurde, kann hier nicht mehr von einer unterschiedlichen Rechtsauffassung ausgegangen werden, sondern nur eine mutwillige Leistungsverweigerung vermutet werden. Nach der mir vorliegenden juristischer Prüfung wären hier alle Tatbestandsmerkmale der versuchten Körperverletzung erfüllt. Für Sie als Körperschaft des öffentlichen Rechts trifft dann die § 340 StGB als Amtsinhaber zu.
Ich finde es sehr traurig, dass eine solches Vorgehen notwendig ist, damit Ihre Versicherten ihre ihnen gesetzlich und vertraglich zustehenden Rechte erhalten. Insbesondere wendet sich Ihr schädigendes Verhalten in der Regel hier gegen Schwerstkranke, die sehr häufig nicht mehr die notwendigen Ressourcen besitzen, um sich gegen dieses rechtswidrige Verhalten zu wehren. Auch ich als behandelnder Arzt werde hier durch Ihre rechtlich nicht abgedeckten Maßnahmen in einer Weise gegängelt, die wirtschaftlich für mich nicht tragbar sind. Ich glaube auch nicht, dass das Einsparpotential so groß ist, dass hier die Rechte der Patienten und der behandelnden Ärzte in einem solchen Maß beschnitten werden.

Unterschrift Arzt

Hier bekommen Sie einen Cannabis-Ausweis

Cannabis-Ausweis zum selber Ausdrucken als PDF

Wir bieten Ihnen hier die Möglichkeit, einen Cannabisausweis kostenlos selbst auszudrucken. Dieser ist in Form und Inhalt den bekannten Opioid-Ausweisen nachgebildet. Er soll Ihnen helfen, sich als Cannabispatient auszuweisen.

Hinweis:

Bitte lassen Sie den Ausweis von Ihrem behandelnden Arzt ausfüllen, unterschreiben und abstempeln. Wie alle Cannabis-Ausweise und Opioid-Ausweise ist auch dieser Ausweis kein amtlicher Ausweis. Er ist nur gültig im Zusammenhang mit der Kopie eines aktuellen Betäubungsmittelrezeptes über Cannabis oder ein cannabisbasiertes Medikament. Auch die Kopie des Rezeptes sollten Sie zusammen mit dem Ausweis mit sich führen.

Diesen Ausdruck können Sie kostenlos auf unserer Internetseite als JPG-Vorlage downloaden: https://www.hanf-buch.de/cannabisausweis.

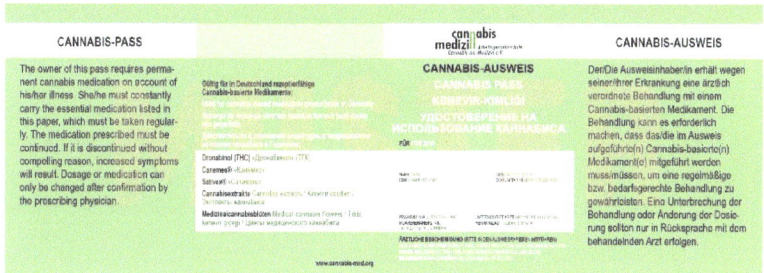

Cannabis & Fahrerlaubnis

Teilnahme am Straßenverkehr unter Cannabiseinfluss

In der Vergangenheit hatten Erlaubnisinhaber wiederholt Probleme mit den Führerscheinstellen, weil die Cannabisblüten nicht verschrieben wurden. Daher haben Erlaubnisinhaber formal gegen den § 24 des Straßenverkehrsgesetzes verstoßen, der eine Ordnungswidrigkeit vorsieht, wenn Drogen, die im Blut nachgewiesen wurden, nicht durch einen Arzt verschrieben wurden.

Die momentane gesetzliche Lage ist folgende. Wenn Cannabis aus medizinischen Gründen eingenommen wird und eine Cannabis-Therapie (höher 0,2% THC) besteht, erfolgt bei anschließender Teilnahme am Straßenverkehr keine strafrechtliche Verfolgung - vorausgesetzt, dass gewisse Bestimmungen zur Einnahme eingehalten werden und es zu keinem Unfall oder Auffälligkeiten kommt.
Cannabis-Patienten dürfen Autofahren – wenn zum Zeitpunkt der Entscheidung eine medizinische Therapie stattfand.

Stellungnahme vom deutschen Bundestag

Cannabispatienten dürfen nach Angaben der Bundesregierung am Straßenverkehr teilnehmen, sofern sie aufgrund der Medikation nicht in ihrer Fahrtüchtigkeit eingeschränkt sind. Die Patienten müssten also in der Lage sein, das Fahrzeug sicher zu führen, heißt es in der Antwort (18/11701) der Bundesregierung auf eine Anfrage (18/11485).

Patienten drohe keine Sanktion gemäß dem Straßenverkehrsgesetz, "wenn Cannabis aus der bestimmungsgemäßen Einnahme eines für einen konkreten Krankheitsfall verschriebenen Arzneimittels herrührt". Eine Entziehung der Fahrerlaubnis sei jedoch bei missbräuchlicher Einnahme eines cannabishaltigen Medikaments möglich. Wie es in der Antwort weiter heißt, kann die Fahrtüchtigkeit auch in der Einstellungs- und Eingewöhnungsphase von cannabishaltigen Arzneimitteln beeinträchtigt sein.

Für die derzeit rund 1.000 Cannabispatienten gelte die Ausnahmeklausel des Straßenverkehrsgesetzes. Zweck der Regelung sei, dass "durch die Medikation die grundsätzliche Fahrtüchtigkeit erst wieder hergestellt wird". Die Wirkung der Substanz als Therapeutikum unterscheide sich deutlich von der bei missbräuchlichem Konsum. Drogenkonsumenten wollten sich berauschen, Patienten nähmen solche Substanzen, um einem Leiden entgegenzuwirken.

Die Patienten seien anders als Drogenkonsumenten auch sehr zuverlässig und verantwortlich und verhielten sich regelkonform. Gesetzlich nicht festgeschrieben sei, dass Patienten unter Dauermedikation einen Nachweis darüber mitführen müssten. Cannabispatienten werde jedoch empfohlen, beim Führen eines Fahrzeugs eine Ausfertigung des Betäubungsmittelrezeptes oder eine Bescheinigung des Arztes mitzunehmen.

Studien-Sammlungen und Quellennachweise

Viele aktuelle Studien und Informationen über Cannabis, CBD und THC finden Sie bei der internationalen Arbeitsgemeinschaft für Cannabinoidmedikamente (IACM) unter http:www.http://cannabis-med.org

Die Internationale Arbeitsgemeinschaft für Cannabinoidmedikamente e.V. (IACM) wurde im März 2000 gegründet. Der Zweck des Vereins ist die Förderung der Kenntnisse über Cannabis, die Cannabinoide, das Endocannabinoid-System und verwandte Themen. Der Satzungszweck wird verwirklicht insbesondere durch folgende Maßnahmen:

- Unterstützung der Forschung zu Cannabisprodukten und dem Endocannabinoid-System,
- Förderung des Informationsaustausches zwischen Forschern, Ärzten, Patienten und der Öffentlichkeit,
- Erarbeitung und Verbreitung zuverlässiger Informationen zur Pharmakologie, Toxikologie und dem therapeutischen Potential von Cannabis und Modulatoren des Endocannabinoid-Systems,
- Beobachtung und Dokumentation nationaler und internationaler Entwicklungen hinsichtlich Cannabinoidtherapeutika,
- Kooperation mit anderen Organisationen und Gesellschaften, die die Zwecke und Ziele der IACM teilen.

Die IACM erklärt, dass Ärzte das Recht haben, mit ihren Patienten über die medizinische Verwendung von Cannabis zu sprechen.

Haftungsausschluss und allgemeiner Hinweis zu medizinischen Themen:

Die hier dargestellten Inhalte dienen ausschließlich der neutralen Information und allgemeinen Weiterbildung und sind nicht zur Diagnose, Behandlung, Heilung oder Verhütung von Krankheiten gedacht. Sie ersetzen keinesfalls die fachliche Beratung durch einen Arzt oder Apotheker und dürfen nicht als Grundlage zur eigenständigen Diagnose und Beginn, Änderung oder Beendigung einer Behandlung von Krankheiten verwendet werden.
Konsultieren Sie bei gesundheitlichen Fragen oder Beschwerden immer den Arzt Ihres Vertrauens!

Wir und unsere Autoren übernehmen keine Haftung für Unannehmlichkeiten oder Schäden, die sich aus der Anwendung der hier dargestellten Information oder Produkte ergeben.

Mögliche CBD-Produkte und Mikronährstoffe werden als Nahrungsergänzungsmittel angeboten, stellen keinesfalls einen Ersatz für irgendein verschriebenes Medikament dar und dürfen bei Schwangerschaft oder Stillen nicht angewendet werden.
Alle Texte erheben weder einen Anspruch auf Vollständigkeit noch kann die Aktualität, Richtigkeit und Ausgewogenheit der dargebotenen Information garantiert werden.

Impressum & Copyright © 2019

NAME: mb-bookline VERLAG
Ort: Deutschland
Web: www.hanf-buch.de
E-Mail: feedback@hanf-buch.de

Dieses Werk ist urheberrechtlich geschützt.

Alle Rechte, auch die der Übersetzung, des Nachdrucks und der Vervielfältigung des Werkes oder Teilen daraus, sind vorbehalten. Kein Teil des Werkes darf ohne schriftliche Genehmigung des Verlags in irgendeiner Form (Fotokopie, Mikrofilm oder einem anderen Verfahren), auch nicht für Zwecke der Unterrichtsgestaltung, reproduziert oder unter Verwendung elektronischer Systeme verarbeitet, vervielfältigt oder verbreitet werden.
Die Wiedergabe von etwaigen Gebrauchsnamen, Handelsnamen, Warenbezeichnungen usw. in diesem Werk berechtigt auch ohne besondere Kennzeichnung nicht zu der Annahme, dass solche Namen im Sinne der Warenzeichen- und Markenschutz-Gesetzgebung als frei zu betrachten wären und daher von jedermann benutzt werden dürfen. Trotz sorgfältigem Lektorat können sich Fehler einschleichen. Autor und Verlag sind deshalb dankbar für Hinweise. Jegliche Haftung ist ausgeschlossen, alle Rechte bleiben vorbehalten.

© 2019 mb-bookline VERLAG - hanf-buch.de
Auflage 1.0

Weitere Publikationen des Verlages sind u.a.:

Das AVA-Prinzip (Audio-Visuelles-Abnehmen) –
für Smartphones & iPads
Wie Sie jetzt automatisch per Kopfhörer abnehmen!
https://audiovisuellesabnehmen.com

Abnehmen durch **Hören** - Selbsthypnose –
Buch und Audio-CD
Mit neuester BrainWaveTec® und PulsTakt60-Musik zur Tiefenentspannung, ISBN: 978-3-00-051822-5
https://auditivesabnehmen.com

Bildrechte & Lizenzen:
Bilder wurden mit entsprechenden Lizenzen über https://de.123rf.com/ erworben.

www.ingramcontent.com/pod-product-compliance
Lightning Source LLC
Chambersburg PA
CBHW041947240526
45473CB00036B/2418